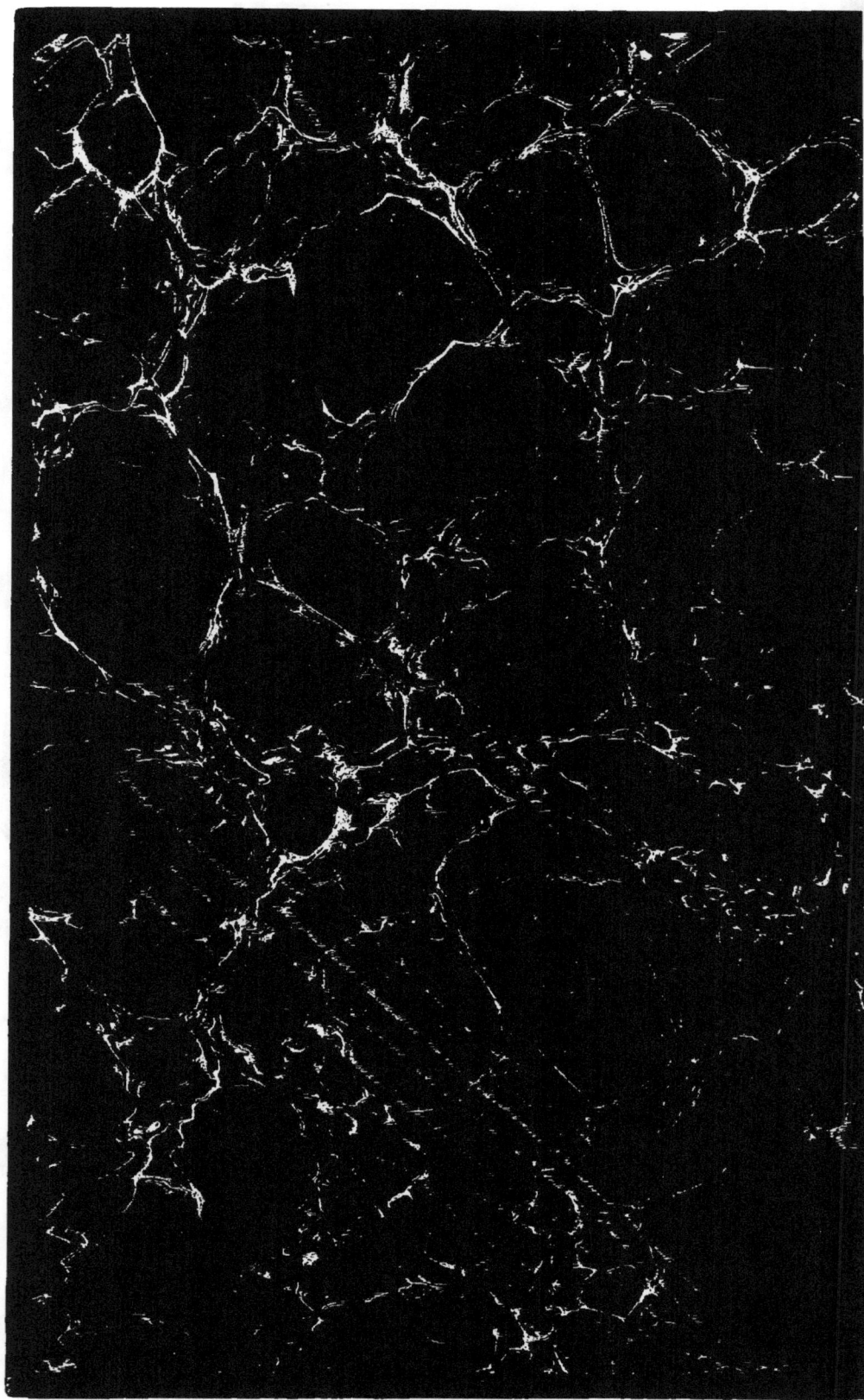

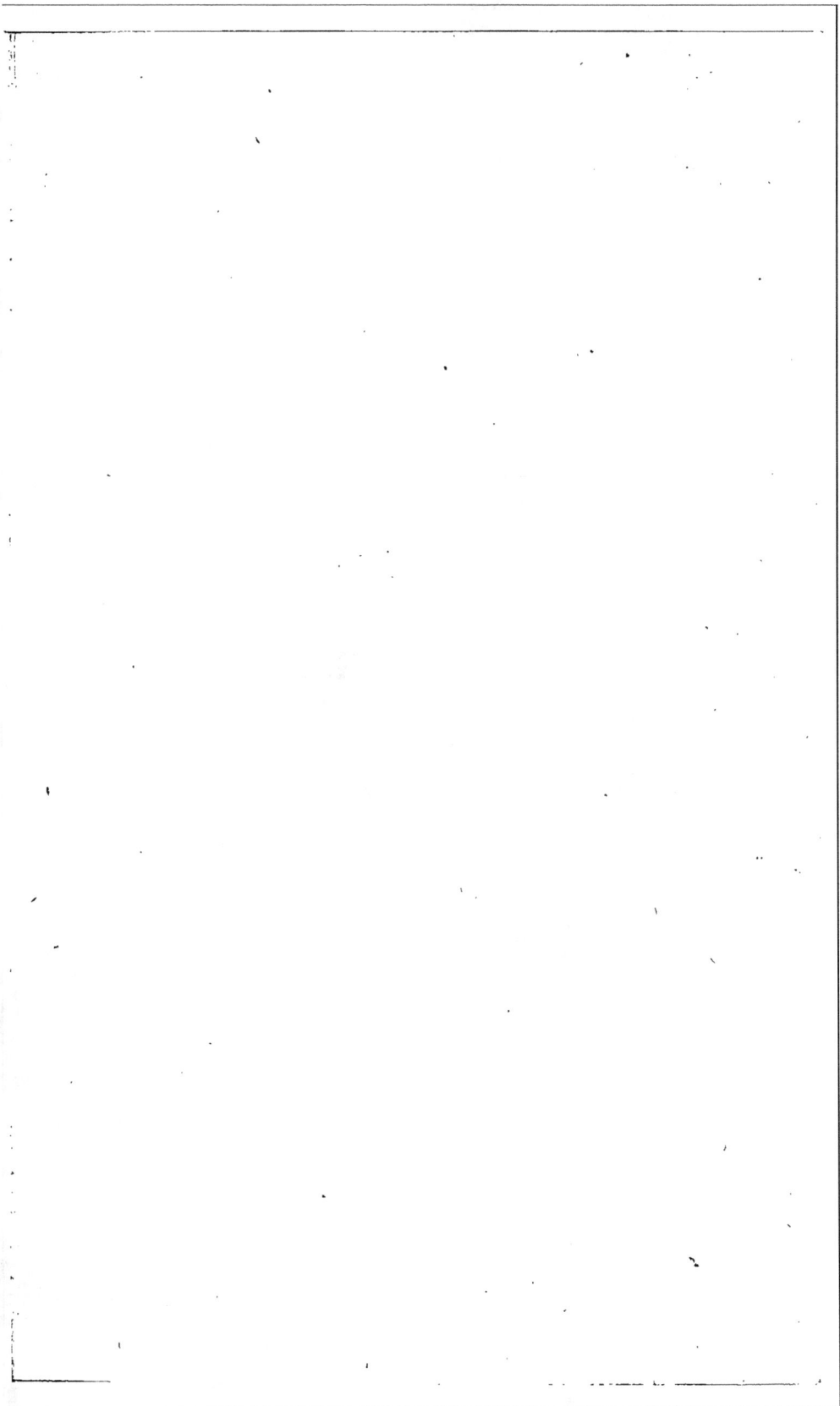

PÉTITION

PRÉSENTÉE

A LA CHAMBRE DES PAIRS.

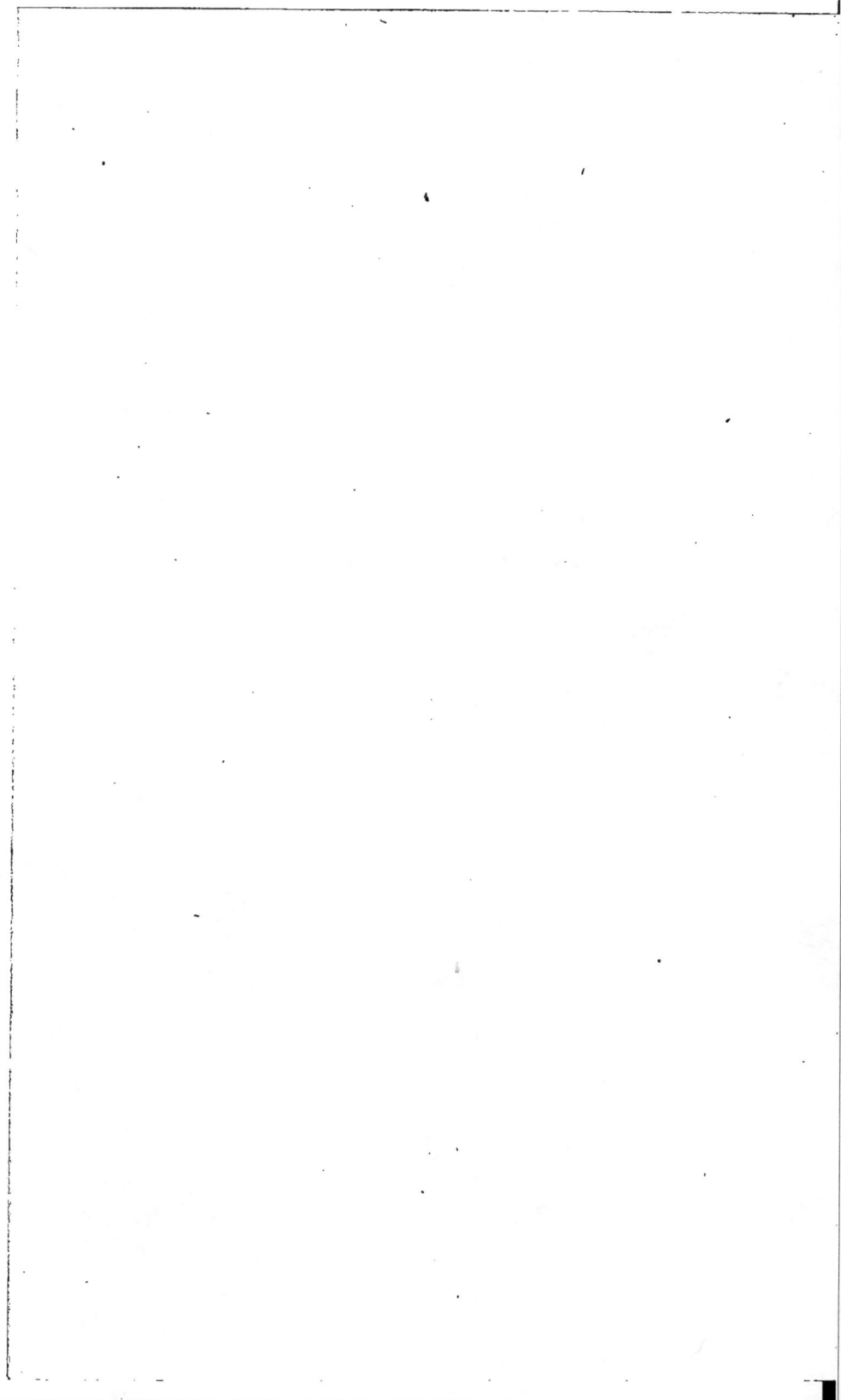

PÉTITION

PRÉSENTÉE

A LA CHAMBRE DES PAIRS

POUR DEMANDER

LA SUPPRESSION IMMÉDIATE DES MESURES SANITAIRES
RELATIVES A LA FIÈVRE JAUNE ET A QUELQUES AUTRES MALADIES,
LA RÉDUCTION DE NOS QUARANTAINES CONTRE LA PESTE,
ET QU'ON SE LIVRE SANS DÉLAI A DES RECHERCHES APPROFONDIES
SUR LE MODE DE PROPAGATION DE CE DERNIER FLÉAU ;

PAR N. CHERVIN,

MEMBRE TITULAIRE DE L'ACADÉMIE ROYALE DE MÉDECINE.

> Le luxe de précaution n'appauvrit pas moins
> que le luxe d'ostentation. Les quarantaines
> nous font plus de mal que la peste.
>
> J.-B. SAY.

IMPRIMERIE DE HENNUYER ET TURPIN,

rue Lemercier, 24. Batignolles.

—

1843

PÉTITION

RELATIVE

AUX RÉFORMES SANITAIRES.

L'accueil que la Chambre des députés a fait aux différentes pétitions que j'ai eu l'honneur de lui adresser dans le but de faire réformer notre législation sanitaire, les modifications importantes qu'on a déjà fait subir à cette législation par suite de mes travaux et des efforts que je fais depuis vingt-sept ans pour éclairer les gouvernements et les peuples sur l'une des plus hautes questions de l'hygiène publique, me font un devoir de demander de nouveau que notre régime sanitaire soit mis en harmonie avec l'état présent de la science.

Les questions dont je vais avoir l'honneur d'entretenir nos Chambres législatives intéressent au plus haut degré l'humanité, la science, le commerce des deux mondes, et en général les relations des peuples entre eux. Que d'obstacles les mesures sanitaires n'ont-elles pas mis aux progrès de la civilisation! combien n'ont-elles pas nui à la fortune publique et aux intérêts privés! à quel point n'ont-elles pas aggravé ces redoutables fléaux qui, à certaines époques, viennent affliger les populations sous le nom d'épidémies! à combien d'actes barbares et atroces n'ont-elles pas donné lieu! S'il fallait citer des faits à l'appui de ce que j'énonce, je ne serais embarrassé que du choix; l'histoire des trois derniers siècles en est remplie.

Heureusement, depuis environ cinquante ans, le cadre des maladies réputées contagieuses s'est beaucoup rétréci parmi

1

nous. Nous ne regardons plus aujourd'hui le scorbut, les affections scrofuleuses, la phthisie pulmonaire, etc., etc., comme susceptibles de se transmettre d'un individu malade à un individu sain, et les objets qui ont servi à nos phthisiques ne sont point livrés aux flammes comme dans des pays voisins ; c'est un progrès dont nous devons nous féliciter. Les résultats de l'observation sont venus remplacer des préjugés qui dataient du moyen âge et qui étaient partagés par les hommes les plus éclairés des siècles précédents.

Néanmoins, malgré les progrès des lumières, la commission sanitaire centrale qui fut formée, en 1820, auprès de M. le ministre de l'intérieur, a désigné cinq maladies contre l'importation desquelles elle a jugé que l'administration devait se prémunir, comme étant, sinon toujours, du moins très-souvent, contagieuses. Ces maladies sont : la peste d'Orient, la fièvre jaune, le typhus des prisons, la lèpre et le choléra-morbus de l'Inde[1].

Mais, d'après l'état actuel de la science, les mesures dites sanitaires ne sauraient s'appliquer ni à la fièvre jaune, ni au typhus, ni à la lèpre, ni au choléra-morbus, ainsi que je vais le démontrer aussi complétement que peuvent me le permettre les bornes étroites d'une simple pétition.

Quant à la peste, son mode de propagation n'est point encore suffisamment connu ; il doit, par conséquent, être l'objet des plus sérieuses investigations ; c'est une question immense, digne de toute l'attention des gouvernements européens. Nous reviendrons plus tard sur ce sujet ; prouvons d'abord que nos précautions sanitaires ne sont point applicables aux quatre autres maladies signalées par la commission sanitaire centrale.

INUTILITÉ DES QUARANTAINES RELATIVES A LA FIÈVRE JAUNE.

Nous ne possédons que des détails fort incomplets sur les ravages que fit la fièvre jaune parmi les Européens qui se

[1] *Instructions concernant la police sanitaire*, page 3.

rendirent dans le Nouveau-Monde à la fin du quinzième siècle et pendant le cours du seizième. Nous savons seulement que la mortalité fut effrayante parmi ces émigrants, dont le plus grand nombre fut victime des maladies produites par le climat. Ceux qui allèrent tenter la fortune sur ces plages lointaines pendant le dix-septième siècle ne furent pas mieux traités ; et la fièvre jaune fit d'autant plus de ravages dans le Nouveau-Monde pendant le cours du dix-huitième siècle, qu'elle y rencontra fréquemment de grandes masses d'hommes non-acclimatés, que les événements de la guerre avaient appelés soit dans les Antilles, soit sur le continent américain.

Pendant le seizième et le dix-septième siècle, on ne prenait absolument aucunes précautoins sanitaires contre les provenances de l'Amérique, et, durant le cours du dix-huitième, ces précautions furent le plus souvent entièrement nulles ; et lorsque, par hasard, elles existèrent, elles furent toujours extrêmement imparfaites. Le gouvernement proclame lui-même cette vérité. Voici comment s'exprimait M. le ministre de l'intérieur en présentant à la Chambre des députés le projet de notre loi sanitaire du 3 mars 1822 :

« Pendant tout le temps, disait-il, que l'Europe n'a eu à se préserver que de la peste du Levant, le régime sanitaire a été borné, pour ainsi dire, au littoral de la Méditerranée ; mais depuis qu'un nouveau fléau, la fièvre jaune d'Amérique, a multiplié nos dangers, il n'est aucune de nos côtes qui n'ait besoin d'être protégée[1]. »

Les instructions concernant la police sanitaire sont encore plus explicites sur ce point.

« Jusqu'au commencement de ce siècle, disent-elles, la peste était la seule maladie exotique contre l'invasion de laquelle on avait cru devoir se prémunir. Aussi avait-il paru suffisant de construire des lazarets dans les ports de Toulon et de Marseille, et d'assujettir les provenances du Levant à faire quarantaine dans l'un de ces ports avant d'aborder en France. » (Page 1.)

[1] *Moniteur* du 25 décembre 1821.

Enfin, suivant M. le docteur Kéraudren, inspecteur-général du service de santé de la marine, nos précautions contre la fièvre jaune étaient extrêmement imparfaites dans le commencement de ce siècle [1]. En effet, ce ne fut qu'à la fin de l'an X seulement que l'on commença à prendre des mesures sanitaires contre les provenances de Saint-Domingue, où la fièvre jaune exerçait des ravages depuis la fin du mois de germinal de la même année [2]. « Jusque-là, on avait été peu attentif, dit le docteur de Prépetit, qui se trouvait alors à Brest ; on avait reçu indifféremment dans tous les hôpitaux de la marine les malades de tous les bords. Il en mourut trois dans un même jour de la fièvre jaune ; deux d'entre eux n'étaient malades que du jour précédent. Quelques autres accidents semblables eurent lieu, ils donnèrent l'éveil, et la quarantaine fut établie [3]. »

Suivant le docteur Repey, ancien chirurgien-major de la marine, « la frégate *la Vertu* et la corvette *la Serpente*, revenant de Saint-Domingue vers la même époque, mirent des hommes atteints de la fièvre jaune à l'Hôpital de Rochefort, où ils furent traités sans précautions et sans inconvénients [4]. »

Je pourrais exposer ici une multitude de faits qui démontrent de la manière la plus rigoureuse que nos mesures sanitaires contre l'introduction de la fièvre jaune sur le sol de la France furent à peu près nulles pendant tout le cours du dix-huitième siècle, ainsi que dans les premières années du dix-neuvième ; mais cela est inutile, puisque c'est un fait reconnu par le gouvernement lui-même et par ses conseillers les plus rigides en matière sanitaire.

Or, personne n'ignore que dans le dix-huitième siècle nos relations avec l'Amérique furent immenses, en temps de guerre comme en temps de paix ; personne n'ignore les

[1] Voyez son *Projet de règlement*, etc., page 6.
[2] Gilbert, *Histoire médicale de l'armée française à Saint-Domingue*, page 44.
[3] *Dissertation sur la fièvre jaune*, page 14.
[4] *Examen des principaux faits et opinions énoncés par M. Kéraudren sur la transmission de la fièvre jaune*, page 14.

affreux ravages que la fièvre jaune exerça sur cette partie du globe durant cette période séculaire. Eh bien! malgré l'absence absolue ou l'extrême imperfection de nos précautions sanitaires, la France n'a jamais été le théâtre d'aucune épidémie de fièvre jaune. Des individus atteints de cette redoutable affection ont été introduits mainte fois dans nos ports par les bâtiments de l'État ou par ceux du commerce, et il n'existe pas un seul exemple de la transmission de cette fièvre de l'homme malade à l'individu sain. Et c'est en vue de pareils faits, c'est en repoussant l'expérience de plus de trois siècles, que nos contagionistes officiels ont fait dépenser au pays cinq millions et demi de francs en établissements sanitaires destinés à nous mettre à l'abri de la prétendue contagion de la fièvre jaune, d'un être sans réalité, d'un vain fantôme, d'une véritable chimère! Et sans mes efforts, cette énorme perte de capitaux eût été bien plus considérable; mais dès l'année 1828, le rapport de l'Académie royale de médecine, sur mes documents relatifs à cette maladie, vint éclairer la religion de nos Chambres législatives, et les fonds demandés pour la formation de ces prétendus *palladium* de la santé publique furent refusés.

Si l'expérience acquise dans nos colonies, à bord de nos vaisseaux et jusque dans nos ports, ne paraissait pas suffisante pour démontrer l'inutilité des quarantaines relatives à la fièvre jaune, que n'avait-on recours à celle de deux peuples voisins, de l'Angleterre et de la Hollande, qui ont fait, dans les siècles précédents, un si grand commerce avec le Nouveau-Monde? Les Anglais furent pendant longtemps sans chercher à se mettre à l'abri de la prétendue contagion de la fièvre jaune. Plus tard, ils ne lui opposèrent que des mesures de précaution fort incomplètes ou tout à fait illusoires; et celles qu'ils ont adoptées depuis quelque temps ne sont certes pas de nature à repousser une maladie contagieuse, car sur cent bâtiments qui arrivent dans les ports britanniques, venant des parties de l'Amérique ravagées par la fièvre jaune, il n'y en a pas un qui soit soumis à la quarantaine; et néanmoins, le Royaume-Uni n'a jamais vu ses populations moissonnées par ce fléau, bien que nombre d'individus qui en étaient frappés aient été introduits dans le pays, à diverses époques, par des bâtiments partis des autres bords de l'Atlantique.

Nous pouvons dire absolument la même chose de la Hollande, dont les nombreux navires couvraient jadis les mers des deux Indes. Si l'on prétendait que les Anglais et les Hollandais ont dû l'immunité dont ils ont joui à leur climat froid et brumeux, je répondrais d'une manière péremptoire à cette objection par ce qui s'est passé dans le midi de l'Espagne.

D'après les idées des contagionistes, à partir de l'année 1494 ce pays fut exposé aux ravages de la fièvre jaune, par suite de ses relations avec le Nouveau-Monde. Néanmoins, nous ne voyons pas qu'avant le commencement du dix-huitième siècle on prît aucune mesure de précaution pour empêcher ce fléau de pénétrer dans la Péninsule. Les quarantaines que l'on établit vers cette époque furent fort incomplètes[1], et bientôt abandonnées, ainsi que l'opinion qui leur avait donné naissance. La fièvre jaune ayant éclaté à Cadix en 1730, Philippe V, qui se trouvait alors à Séville avec sa cour, envoya un médecin sur les lieux pour s'assurer du caractère de la maladie régnante. Après avoir pris les renseignements convenables et fait pratiquer sous ses yeux plusieurs ouvertures de cadavre, le médecin commissionné déclara que cette fièvre n'était ni pestilentielle ni contagieuse ; que « *la fiebre no era ni pestilencial ni contagiosa.* » Cette déclaration eut pour résultat de tranquilliser la cour, de calmer l'inquiétude de cette grande partie du royaume, et de faire abandonner le projet que les nations étrangères avaient déjà formé de suspendre leurs relations commerciales avec ce pays[2]. »

« La junte de Santé de Cadix fut établie, ou plutôt réor-

[1] Voyez le *Nouveau voyage aux îles de l'Amérique*, par le père Labat. In-8°, Paris, 1742, tome VI, page 518.

[2] A esto se signió serenarse por entonces la Corte, moderarse la turbacion de aquella buena parte del reyno, y retraer los projectos de las naciones extrañas, que ya intentaban suspender el comercio. (Voyez le *Rapport* des docteurs don Diego Gavira et de don Juan de Isasi Isasmendi, sur le *Traité de la peste*, par Salgado, pages XXII-XXV.)

ganisée en 1740. Elle eut la prétention d'exercer une surveillance sur les bâtiments venant des Indes (Occidentales);
mais, par une ordonnance royale du 20 juin 1743, cela lui
fut expressément défendu. Le gouvernement n'ignorait pas,
ajoute don Blas de Andradé, que le vomissement noir régnait
habituellement dans nos ports de l'Amérique du Nord, et
néanmoins il en plaça les provenances hors des attributions
de la junte de Santé [1]. »

« En 1761, le vomissement noir régna à la Havane d'une
manière notable. La junte sanitaire de Cadix en informa la
junte suprême, en cherchant à lui persuader que cette
maladadie était contagieuse. On s'adressa au roi en son conseil, et, par une ordonnance du 21 octobre de la même année, il fut déclaré que, d'après l'expérience constante de ces
ports, le vomissement noir n'était point un mal contagieux [2]. »

Enfin, suivant le docteur Aréjula, l'une des premières autorités invoquées par les contagionistes : « Les Espagnols
américains ne redoutent point les malades atteints du *vomito
negro;* ils les soignent sans la moindre crainte de la contagion,
parce que la succession des siècles leur a enseigné que ce
mal ne se communique point. Jamais nos bâtiments, ajoute
ce médecin, ne nous ont apporté le germe du *vomito negro,*
même quand ils sont sortis de nos possessions d'Amérique
l'ayant à leur bord [3]; au lieu que la fièvre jaune, *la fiebra
amarilla,* a couru les deux mondes comme la petite vérole. »
Tel est l'aveu d'un homme très-haut placé, qui était le conseiller intime du gouvernement en matière sanitaire.

[1] ..... Pretendió conocer de las embarcaciones de la carera de Indias,
y en real orden de 30 de junio de 1743, se le prohibió expresamente....,
No ignoraba la Corte que en nuestros puertos de la America Septentrio-
nal solia experimentarse el vomito, y sin embargo las eximió del jusgado.

[2] ..... Y por real orden de 21 octubre se declaró que segun la constante
experiencia de aquellos puertos no lo era.

[3] ..... Y los asisten sin el menor rezelo de contagio, porque la sucesion
de siglos les ha enseñado que no se pega tal mal. Jamas nuestras embarcaciones nos han traido la semilla de aquel, aun quando hayan salido
con el de nuestras Americas. (*Breve descripcion de la fiebre amarilla
padecida en las Andalusias,* Madrid, 1806, page 148.)

Mais la fièvre jaune et le vomissement noir sont absolument la même maladie; d'où il suit que, d'après ce célèbre contagioniste lui-même, les Espagnols sont restés trois siècles sans soumettre à la quarantaine les provenances de leurs possessions d'Amérique, où la fièvre jaune a exercé de si fréquents et de si cruels ravages sous le nom de *vomito prieto* ou *vomito negro*, et, malgré cette absence de toute précaution sanitaire, ce fléau n'a fait néanmoins, pendant fort longtemps, que de très-rares apparitions dans la Péninsule.

L'histoire ne fait mention d'aucune épidémie de fièvre jaune en Espagne pendant les seizième et dix-septième siècles. On a publié que cette maladie régna à Cadix en 1701 [1] et en 1705 [2], mais sans en donner aucune preuve. Elle y fut épidémique en 1730 et en 1731; elle y parut, dit-on, de nouveau en 1732, 1733, 1734 et 1744. Elle régna épidémiquement à Malaga en 1741, et elle reparut à Cadix en 1764 [3].

De 1765 à 1800, la fièvre jaune ne se montra point d'une manière épidémique dans la Péninsule, et ce fut pourtant la période la plus brillante du commerce espagnol avec l'Amérique. De 1782 à 1800 surtout, Cadix recevait, pour ainsi dire, chaque jour, des navires partis des ports américains où régnait la fièvre jaune ou le *vomito prieto*; ces navires n'étaient soumis, à leur arrivée, à aucune mesure de précaution, et néanmoins la fièvre jaune ne se répandait point dans cette opulente et populeuse cité. Mais, lors de l'épidémie qui sévit dans la basse Andalousie en 1800, le gouvernement espagnol établit des quarantaines contre les provenances de ses possessions d'Amérique, et cependant la fièvre jaune a régné épidémiquement dans la Péninsule en 1801, 1803, 1804, 1810, 1811, 1812, 1813, 1814, 1819, 1820, 1821 et 1828, années où le commerce espagnol avec le Nouveau-Monde s'est trouvé considérablement restreint. Si jamais des faits peuvent dé-

[1] Arejula, *Breve descripcion*, etc., pages 447, 452 et 454.
[2] M. Moreau de Jonnès, *Monographie de la fièvre jaune*; — M. Pariset, *Observ. sur la fièvre jaune*, page 123.
[3] Salvaresa, *Morbi quem Hispani* vomito prieto *nominant brevis descriptio.*

montrer l'inutilité absolue des quarantaines, ce sont certainement ceux que je viens d'exposer.

J'ai dit précédemment que des individus atteints de la fièvre jaune ont été débarqués, à diverses époques, dans les ports de France et d'Angleterre sans aucun inconvénient pour la santé publique. La même chose a eu lieu mainte fois dans le midi de l'Espagne ; en voici des exemples qui sont consignés dans les écrits des contagionistes eux-mêmes :

« M. Gonzalez me racontait, dit M. Pariset, qu'en 1802 l'amiral Gravina fit débarquer à Cadix cinq cents malades de la fièvre jaune, qui furent portés à l'hôpital de Saint-Jean-de-Dieu, et qui furent traités sans qu'ils eussent transmis leur maladie à personne [1]. » Cet hôpital est situé dans la partie la plus populeuse, la plus pauvre, la plus basse et la plus sale de Cadix.

D'après un rapport officiel des docteurs Arejula et Ameller et Coll, de Cadix : « En 1805, l'escadre de M. Gravina, qui avait fait voile de Brest pour Saint-Domingue, Porto-Rico et la Havane, vint à Cadix, et, à son arrivée dans ce port, elle envoya à l'hôpital environ deux cents fiévreux qui, pour la plupart, étaient ictériques ou jaunes, et dont beaucoup présentaient le vomissement noir et les autres symptômes de la fièvre jaune ; et cependant on n'observa rien dans la ville ; *sin ambargo nada se observó en el pueblo* [2]. »

« En 1807, continuent ces médecins, l'escadre française de relâche à Cadix envoya à l'hôpital de l'*Aguada* beaucoup de malades qui présentaient les symptômes de la fièvre jaune, *con sintomas de la fiebre amarilla*, ce qui donna lieu à leur isolement ; et quoiqu'il en mourût un grand nombre et que les bâtiments d'où ils provenaient fussent en complète et libre communication avec la ville, la maladie ne se répandit point ni ne se communiqua d'aucune manière ; *la enfermedad no se extendió, ni comunicó de modo alguno.* » (Loco citato.)

[1] *Observations sur la fièvre jaune*, etc., page 79.
[2] *Dictamen de los tres professores medicos comisionados por la junta suprema de sanidad, para indagar el origen de la calentura regnante* (en décembre 1810), etc., page 2.

M. le docteur don Luis Genebriera, qui fut chargé à cette époque d'une salle de médecine à l'hôpital de l'*Aguada,* dit qu'il y donna des soins à plus de deux cents Français affectés pour la plupart de la fièvre jaune, et il déclare également d'une manière formelle que cette maladie ne fut pas contagieuse [1].

Voilà ce qui s'est passé aux confins de l'Europe, sous le climat brûlant de l'Andalousie. Que peut-on voir de plus fort contre les quarantaines?

Eh bien! dans l'Amérique du Nord, comme dans le midi de l'Espagne, la fréquence et l'intensité des épidémies de fièvre jaune ont été en raison directe des mesures sanitaires; c'est un fait dont les plus zélés partisans de la contagion sont forcés de convenir. Le docteur Sir Gilbert Blane s'exprime ainsi sur ce sujet : « Bien que la maladie ait régné dans les Indes Occidentales pendant cent ans et qu'il ait existé des relations fréquentes et non interrompues entre ces îles et l'Amérique du Nord, nous avons vu que, pendant trente années de suite, Philadelphie et d'autres villes de ce pays en ont été exemptes [2]. »

L'immunité signalée par le docteur Blane est de notoriété publique, et c'est un fait également démontré que les épidémies de fièvre jaune n'ont jamais été aussi fréquentes dans l'Amérique du Nord que depuis 1793, époque où les différents États maritimes de l'Union établirent des quarantaines plus ou moins sévères contre les provenances des Antilles, d'où l'on croyait alors que cette maladie avait été importée à Philadelphie. Ce ne sont assurément pas les quarantaines qui ont fait naître la fièvre jaune dans les villes des États-Unis, qui l'ont éprouvée depuis l'établissement de ces mesures;

[1] Voir le *Document* qu'il m'a délivré, en 1820, à la Havane, où il était médecin en chef de l'hôpital de la Marine.

[2] Though the disease has prevailed in the west Indies for one hundred years, and though there has been a frequent and uninterrupted intercourse of trade between these islands and north America, we have seen that for thirty years together, Philadelphia and other towns in that country have been free from it. (*Edinburgh medical and surgical journal*, N° XII.)

mais les nombreuses apparitions du fléau, malgré les précautions mises en usage pour le repousser, prouvent bien clairement que ces précautions sont au moins inutiles. Des milliers de faits établissent d'ailleurs cette vérité, et de ce nombre est le suivant :

Nous avons dit précédemment que la fièvre jaune a été importée mainte et mainte fois, en France, en Espagne et en Angleterre, sans s'y propager. Ajoutons ici, que depuis 1793, de pareilles importations ont été extrêmement fréquentes aux États-Unis d'Amérique, et que, malgré cela, on ne cite pas un seul cas de transmission de cette maladie dans les lazarets de ce pays. C'est ce qui résulte des documents authentiques qui m'ont été délivrés par les médecins mêmes de ces établissements, depuis la Louisiane jusqu'au Maine, et de la déclaration verbale des deux médecins de celui de New-York.

Il reste donc bien établi par tout ce qui précède, que les quarantaines n'ont point empêché la fièvre jaune de se montrer soit dans le midi de l'Espagne, soit dans l'Amérique du Nord, et qu'à d'autres époques ces pays ont été à l'abri de ce redoutable fléau, quoique leurs relations avec les contrées où il exerçait ses ravages fussent entièrement libres, et que nombre d'individus, atteints de cette affection, aient été débarqués sans précaution dans les villes maritimes tant de la Péninsule que du littoral américain. Il reste également démontré que la France, l'Angleterre et la Hollande, où la fièvre jaune n'a jamais régné d'une manière épidémique, ne doivent point aux mesures sanitaires l'immunité dont elles ont joui, mais bien à la température modérée de leur climat.

A ces faits si concluants ajoutons d'autres faits qui ne le sont pas moins.

Les partisans des lazarets et des quarantaines affirment que la fièvre jaune qui a régné à diverses époques dans l'Amérique du Nord et dans le midi de l'Europe, a été importée dans ces contrées des régions équinoxiales du Nouveau-Monde. Mais alors comment se fait-il qu'une maladie, qu'on prétend pouvoir être ainsi transportée, dans le sein d'un navire, à six ou sept cents myriamètres de distance, reste généralement circonscrite dans les localités où elle fait son apparition, et que ces localités soient précisément les points des villes où les causes d'insalubrité se font particulièrement remarquer? Comment ce fléau ne se propage-t-il point dans les campagnes des États-Unis d'Amérique, au moyen des malades qui fuient des villes infectées, et qui sont reçus chez leurs parents, chez leurs amis ou dans des lieux publics sans aucune précaution? Si le mal est contagieux, pourquoi ne se transmet-il pas aux personnes qui prodiguent leurs soins aux malades, et ont avec eux des rapports mille fois répétés? Dira-t-on que l'air pur de la campagne est un antidote qui neutralise et rend inertes les prétendus germes contagieux? Mais cet air doit être certainement sans action lorsqu'un individu sain se trouve couché dans le même lit qu'un malade de la fièvre jaune. Eh bien! des faits de ce genre se sont présentés nombre de fois, et toujours sans inconvénient. On les a observés fréquemment à bord des navires.

Ce qui se passe depuis cinquante ans dans les villes des État-Unis d'Amérique est également en opposition directe avec le système des quarantaines. A l'exception de la Nouvelle-Orléans, de Savannah et de Charleston, qui ont été envahies en entier dans les épidémies de fièvre jaune qu'elles ont souffertes, la maladie s'est partout bornée d'elle-même à certains quartiers, qui sont, en général, les plus bas, les plus encombrés et les plus insalubres. C'est ce qui a eu lieu à Wilmington, dans la Caroline du Nord; à Norfolk; à Alexandrie; à Baltimore; à Wilmington, dans l'État de la Delaware; à Philadelphie; à Germantown; à New-York; à Brooklin; à New-Haven; à Middletown; à Hartford; à New-London; à New-Port; à Providence; à Boston; à New-Buryport et enfin à Portsmouth, dans l'État du Newhampshire.

Dans toutes ces villes on n'a point empêché les habitants des quartiers infectés d'en sortir librement, sains ou malades; on n'a soumis ni leur personne ni leurs effets aux précautions dites sanitaires, et, malgré cela, la fièvre jaune, cette prétendue maladie éminemment contagieuse, est restée confinée dans des localités souvent très – circonscrites [1].

Si, en sortant du foyer d'infection, chaque personne avait été assujettie à une quarantaine rigoureuse ; si tous ses effets avaient été brûlés ou du moins purifiés d'une manière quelconque, on n'aurait pas manqué d'attribuer à de pareils moyens le salut des habitants respectés par le fléau, et même celui du pays tout entier ; et pourtant l'on serait tombé dans une étrange erreur, comme cela est arrivé nombre de fois dans d'autres contrées où l'on a cru avoir arrêté des épidémies meurtrières, lorsqu'elles s'étaient bornées d'elles-mêmes, sans l'intervention d'aucune puissance humaine. *Post hoc, ergo propter hoc*, est le raisonnement habituel des contagionistes, et l'on sait à quel point ce raisonnement peut être vicieux.

La limitation spontanée de la fièvre jaune dans les villes des États-Unis est un fait immense qui, depuis cinquante ans, s'est reproduit des centaines de fois sous les yeux de populations tout entières, et qui, par cela même, est incontestable et incontesté ! Or, si à Baltimore, à Philadelphie, à New-York et à Boston, cette maladie ne peut se propager ni par les malades ni par leurs effets au delà de certaines localités généralement très-circonscrites, comment pourrait-elle tirer son origine des Indes Occidentales, qui sont situées à trois ou quatre cents myriamètres de ces mêmes villes, et où ce fléau reste également renfermé dans certaines circonscriptions plus ou moins insalubres qui se trouvent près du littoral ? Que peut-on voir de plus fort et de plus concluant contre les quarantaines ?

Ce qui se passe dans l'Amérique du Nord a également lieu dans le midi de l'Espagne, où l'on voit la fièvre jaune s'arrêter d'elle-même sans l'intervention d'aucune barrière. Des faits nombreux viennent à l'appui de cette vérité : si je ne craignais de fatiguer l'attention de la Chambre, je citerais ceux qui se sont présentés à Espejo, à Montilla, à Séville, à

---

[1] Dans un ouvrage qui est actuellement sous presse, j'entre dans de très-grands détails sur ce sujet.

Ayamonté, à Medina-Sidonia, à Lebrija, à Arcos de la Frontera, à Ronda, à Malaga, à Asco, etc.; mais les limites que je dois m'imposer me forcent à les passer sous silence. Je dirai seulement que dans ces différentes localités la maladie est restée circonscrite, malgré la nullité ou la très-grande imperfection des mesures sanitaires.

D'un autre côté, de nombreux malades de la fièvre jaune sont allés mourir à la campagne, dans les environs des villes ravagées par ce fléau, sans y propager cette prétendue maladie contagieuse. C'est ce qu'on a vu à Barcelone, à Tortose, à Asco, à Méquinensa et à Palma, en 1821, et dans une foule d'autres endroits de la Péninsule, à diverses époques; c'est ce qu'on observa également à Livourne, en 1804. Ces faits sont attestés par les contagionistes eux-mêmes et condamnent hautement l'opinion qui regarde cette maladie comme étant d'origine exotique et importée du Nouveau-Monde [1].

En effet, comment concevoir une contagion assez intense, assez persistante, assez vivace pour traverser sans encombre l'Atlantique pendant une longue navigation, pour frapper avec violence les malheureux habitants de Cadix, Malaga, Barcelone, Carthagène, Alicante, etc., et qui devient inerte hors de l'enceinte de ces villes, lorsqu'elle y est portée instantanément, toute vive, dans toute sa force, et placée souvent dans les conditions les plus favorables au génie de propagation qu'on lui attribue? Il faut, certes, être dominé par une bien grande prévention pour ne pas s'apercevoir de tout ce qu'une semblable importation aurait d'extraordinaire et d'opposé à la marche régulière de la nature; mais les partisans des lazarets et des quarantaines n'y regardent pas de si près. Les contradictions les plus évidentes,

[1] Suivant M. Pariset : « Malgré la liberté des communications et avec toutes les facilités imaginables pour pénétrer dans l'intérieur de l'Espagne, la fièvre jaune n'a jamais dépassé une ligne qui, tirée dans les terres et imitant les sinuosités du littoral de l'Océan et de la Méditerranée, ne s'en éloigne pas, dans aucun de ses points, de plus de trente-cinq lieues. » (*Observ. sur la fièvre jaune*, page 100.) Que fait donc la contagion dans ces cas-là ?

les plus palpables, ne les frappent point. Ainsi, M. Pariset nous dit que l'amiral Gravina débarqua à Cadix cinq cents malades de la fièvre jaune, qui furent placés et traités dans l'hôpital de Saint-Jean-de-Dieu et ne communiquèrent leur mal à personne. Ce fait de non-contagion est certainement remarquable, mais il n'empêche pas ce spirituel écrivain de faire des efforts inouïs pour établir que la fièvre jaune est *éminemment contagieuse*, et qu'elle se communique *avec une étonnante facilité* par les malades, par les effets usuels et par les marchandises. Les preuves qu'il allègue en faveur de ces différents modes de transmission sont fort curieuses; elles annoncent chez lui la foi la plus vive, et peuvent servir de modèles à tous les contagionistes présents et futurs.

Il est un autre ordre de faits qui tendent également à prouver que la fièvre jaune prend toujours naissance dans les lieux où elle se montre, et qu'elle ne doit point son origine à l'importation, comme l'affirment les partisans des lazarets, mais bien à des causes locales mises en action par un état météorologique particulier. Cette fièvre n'est point une maladie *sui generis*, comme on le prétend; elle n'est que le plus haut degré des fièvres bilieuses rémittentes des pays chauds. Elle appartient à la famille des pyréxies intermittentes; elle reconnaît les mêmes causes, mais plus concentrées, et elle est régie par les mêmes lois. Les faits sur lesquels reposent ces vérités sont en grand nombre et des plus authentiques, mais je ne saurais les exposer ici. Ils font d'ailleurs le sujet de deux écrits spéciaux dans lesquels l'origine locale et la non-contagion de la fièvre jaune se trouvent établies sur des bases inébranlables.

Tels sont les faits généraux que j'ai cru devoir rappeler dans cette pétition avant de parler des diverses circonstances qui nous ont valu notre funeste législation sanitaire relative à la fièvre jaune, ainsi que les lazarets destinés à servir de barrières aux prétendus germes contagieux de cette maladie. Ces faits serviront à prouver avec quelle légèreté on a procédé dans une matière aussi grave, et à quel point la religion du Gouvernement et des Chambres a été égarée par les hommes mêmes qui avaient pour mission de l'éclairer ; et dans lesquels l'autorité avait placé toute sa confiance.

DES CIRCONSTANCES QUI ONT MOTIVÉ L'ADOPTION DE NOTRE LÉGISLATION SANITAIRE RELATIVE A LA FIÈVRE JAUNE.

De 1804 à 1814, nos relations avec l'Amérique furent extrêmement bornées, par suite de la guerre. En 1815, la fièvre jaune ne se montra dans les Antilles que d'une manière sporadique ; mais au printemps de 1816, elle prit le caractère épidémique, et jusqu'au mois de décembre elle fit de grands ravages dans la plupart de ces îles. Cette maladie ayant continué à sévir en 1817, les désastres qu'elle causait dans l'archipel américain et sur quelques points des États-Unis effrayèrent le gouvernement français, qui consulta la Faculté de médecine de Paris sur les mesures à prendre pour empêcher ce redoutable fléau de pénétrer sur notre territoire par la voie du commerce.

Cette Faculté fit son rapport au ministre le 28 août de la même année, et elle conseilla de soumettre les provenances du Nouveau-Monde à la quarantaine [1]. Mais comme aucun des savants professeurs n'avait vu la fièvre jaune, leur opinion en pareille matière ne devait avoir nécessairement que fort peu de valeur. Elle n'en servit pas moins de règle à l'administration, qui, pour s'éclairer sur une question de cette nature, aurait beaucoup mieux fait de s'adresser aux médecins des Antilles qu'à ceux de Paris. Si elle avait agi ainsi, elle aurait sauvé à la France bien des millions et épargné à nos navigateurs de nombreuses vexations. Notre mauvaise étoile voulut qu'il en fût autrement.

Les choses en étaient là, lorsqu'en 1819 la fièvre jaune vint à se manifester dans l'Andalousie. M. Decazes, qui était

[1] Voir le *Moniteur* du 11 octobre 1817, page 1123. La commission qui rédigea ce rapport était composée des professeurs Chaussier, Leroux et Hallé, tous hommes très-savants sans doute, mais qui n'avaient jamais vu la fièvre jaune et qui ne possédaient même que des notions fort incomplètes sur ce redoutable fléau.

alors ministre de l'intérieur, envoya M. Pariset à Cadix pour
étudier cette maladie. Ce médecin arrive à Bayonne le 10 novembre, et il apprend que « cette même année un bâtiment,
parti de Cadix avant que la fièvre jaune y eût été reconnue,
était entré dans la rivière de l'Adour sans avoir été examiné
le moins du monde, qu'il avait perdu deux hommes dans la
traversée, et que des hommes atteints de cette fièvre étaient
venus mourir à terre [1]. »

Ce bâtiment et ces hommes n'avaient communiqué la fièvre
jaune à personne ; n'importe, M. Pariset n'en choisit pas moins
sur-le-champ un emplacement près de l'embouchure de
l'Adour, pour l'établissement d'un lazaret.

A son passage par Madrid, ce médecin visita la bibliothèque
du docteur Luzuriaga, où il puisa tous les documents qu'il
lui fut possible de réunir. « Ce fut surtout alors, dit-il, que je
compris combien la seule question de la fièvre jaune renfermait de questions secondaires sur l'influence des climats, des
saisons et des localités..... Mille pensées s'élevèrent dans
mon esprit sur la prodigieuse diversité des émanations ani-
males, et sur le pouvoir encore si peu connu des contagions
et des ferments. De là, passant aux conclusions administra-
tives à tirer de ces considérations médicales pour la conservation de la santé publique, je formai, ajoute-t-il, l'ébauche
d'un système de lazarets, à la perfection duquel concourraient
toutes les puissances de l'Europe [2]... Je passai des heures
délicieuses dans la contemplation de ce grand objet [3]. »
Enfin, M. Pariset adressa à M. Decazes une esquisse de ce
projet, accompagnée d'une longue liste des ouvrages qu'on
avait publiés sur la fièvre jaune, et il priait ce ministre de
réunir le plus qu'il serait possible de ces ouvrages et de les
tenir prêts pour son retour à Paris.

Il serait difficile de porter plus loin l'enthousiasme. Quoi !
avant d'avoir vu un seul cas de fièvre jaune, avant de s'être
même procuré les ouvrages qui traitent de cette maladie,

[1] *Observations sur la fièvre jaune*, etc., page 2.
[2] Ouvrage cité, page 5.
[3] *Ibid*, page 6.

2

M. Pariset pose en fait ce qui est en question, et conclut que des lazarets sont indispensables pour nous mettre à l'abri de ce fléau !

Le 2 décembre 1819, ce médecin arriva à Cadix. On venait d'y chanter le *Te Deum* pour célébrer la terminaison de la maladie ; de sorte que, malgré toute la célérité qu'il avait mise dans son voyage, sa mission se réduisit à peu près, comme il le dit lui-même, « au stérile effet de la bonne volonté. » Il trouva néanmoins encore quelques cas de fièvre jaune à Cadix ; mais la plupart étaient au quatrième, cinquième, ou sixième jour de la maladie. Il ne fit point d'ouverture de cadavre, et, « il n'eût jamais permis, dit-il, que M. Mazet [1], emporté par son zèle, eût entrepris des recherches anatomiques d'une nature aussi dangereuse. Nos amis eux-mêmes, ajoute-t-il, ne l'eussent souffert ni pour lui, bien que familiarisé avec ce genre de travail, ni pour moi qui n'en ai plus l'habitude, et qui me révolte outre mesure à l'odeur des cadavres, depuis que j'ai eu le typhus des hôpitaux [2]. »

Malgré cette réunion de circonstances défavorables pour bien observer et pour juger sainement, M. Pariset pense s'être fort nettement expliqué sur les points capitaux qu'il avait à décider. « Le premier de ces points, dit-il, est relatif à la contagion de la fièvre jaune. Or, je ne sache pas que jamais contagion ait été plus solidement prouvée que la contagion de cette fièvre en Andalousie [3]. »

Suivant ce médecin, il est très-probable que le plus souvent la fièvre jaune est apportée d'Amérique en Espagne. Il pense néanmoins que celle de 1819 venait au contraire des Indes Orientales, où elle n'existait pas, à la vérité, mais bien le choléra-morbus, qu'il nous dit ne point être contagieux dans ce pays. Quant au navire *le Saint-Julien*, que M. Pariset accuse d'avoir apporté la fièvre jaune de Calcutta dans le port de Cadix, il n'eut, il est vrai, ni malade ni mort pendant la

[1] Jeune médecin qui l'avait accompagné à Cadix, et qui mourut ensuite de la fièvre jaune à Barcelone en 1821.

[2] Ouvrage cité, page 52.

[3] Ouvrage cité, *Préface*, page II.

traversée; mais cette difficulté n'est pas de nature à arrêter un contagioniste aussi zélé.

« Il est possible, dit-il, que les hommes et les effets du *Saint-Julien* eussent reçu dans les Indes un germe qui ne devait éclore qu'en Europe, sous un ciel et dans des lieux analogues, mais parmi des hommes autrement disposés. Il est absolument possible qu'une maladie qui n'est pas contagieuse sous tel climat, le soit sous tel autre. Il est possible que la moindre différence dans les dispositions intérieures imprime à une maladie, quelle qu'elle soit, des propriétés qu'elle n'aurait point sans cela. Malgré ce que nous apprennent à cet égard une infinité de cas pratiques, que savons-nous sur les transformations des maladies selon les aptitudes individuelles? Il est donc, ajoute M. Pariset, absolument possible que la fièvre jaune de 1819 ait été apportée des Indes Orientales ; mais il est possible aussi qu'elle se soit développée spontanément en Andalousie, sans germe et sans contagion préliminaire[1]. »

Et voilà pourtant sur quelles bases repose notre législation sanitaire! C'est d'après de telles hypothèses, d'après des suppositions aussi gratuites et aussi étranges, que la France a dépensé des millions pour construire des lazarets destinés à la mettre à l'abri d'un être chimérique, et qu'elle a opprimé son commerce pendant plus de vingt ans !

L'ouvrage où sont consignées les propositions que je viens de transcrire est un long plaidoyer en faveur de la contagion et des quarantaines, qui est rempli d'assertions inexactes, de faits sans réalité, de vaines spéculations, de conjectures plus que hasardées, de raisonnements vicieux, de nombreuses et flagrantes contradictions et d'exagérations outrées. Ainsi, par exemple, M. Pariset porte à 12,000 le nombre des malades de la fièvre jaune qu'il y eut à Séville en 1819, et à 1,500 celui des morts[2]; tandis que, d'après un état officiel publié par les autorités de cette ville, le nombre des premiers ne fut que de

[1] Ouvrage cité, page 59.
[2] Ouvrage cité, page 23.

346, et celui des seconds de 217[1]. Par ce fait seul, on peut juger à quelles sources ce grand contagioniste puisait ses renseignements.

S'agit-il de l'identité de la fièvre jaune d'Amérique avec la fièvre jaune d'Europe, notre auteur soutient « que cette identité n'est qu'apparente, et qu'elle cache une différence fondamentale et très-réelle, dont le secret ne sera jamais dans la possession des médecins. Je me bornerai, dit-il, à faire remarquer pour le moment que la fièvre des Antilles n'étant jamais contagieuse, celle de Séville passait pour l'être éminemment[2]... Il n'est pas possible, ajoute-t-il, de proposer contre la réalité de la contagion des arguments plus forts et plus décisifs que ne l'a fait le docteur Miller, médecin de New-York[3]. Ses arguments sont tirés des faits les plus authentiques, ou plutôt ce sont les faits eux-mêmes qui parlent dans son ouvrage; et ces faits établissent la non-contagion de la fièvre jaune d'une manière si solide, qu'ils ôtent tout moyen de contester. C'est surtout par ce dernier trait que la fièvre jaune d'Amérique diffère de celle d'Europe[4]. »

Eh bien ! malgré tout cela, l'honorable secrétaire perpétuel de l'Académie de médecine n'en proclame pas moins hautement que la fièvre jaune d'Europe est importée d'Amérique et qu'elle est éminemment contagieuse !

Une autre difficulté se présentait, mais elle n'était pas de nature à embarrasser un observateur tel que M. Pariset. Bien que les contagionistes de la Péninsule soient peu disposés à accueillir les faits de non-contagion, nombre de ces faits sont d'une telle évidence, qu'il est impossible de les méconnaître. Comment s'y prend notre auteur pour repousser cette grave objection? Il admet qu'il existe «deux espèces de fièvre jaune : l'une bénigne et non contagieuse,

[1] *Relacion de lo ocurrido en Sevilla este año de* 1819, tableau final.
[2] *Observations sur la fièvre jaune*, etc., p. 20.
[3] *Report on the malignant disease which prevailed in the city of New-York, in the autumn of* 1805, adressed to the governor of the state of New-York.
[4] *Observations sur la fièvre jaune*, etc., page 119.

l'autre maligne et contagieuse[1]. » En procédant ainsi, M. Pariset n'est jamais embarrassé. Toutes les fois qu'un fait se montre réfractaire à ses explications contagionistes, c'est un cas de fièvre jaune bénigne et non contagieuse, et *vice versa.*

Suivant ce médecin, la France est menacée du fléau qui ravage l'Espagne, vu qu'il y a chez nous *des dispositions personnelles, une chaleur forte et soutenue,* surtout dans nos ports méridionaux, et que le germe contagieux peut nous être apporté d'un jour à l'autre, *soit de l'Amérique, soit de l'Asie.* « Souvenons-nous, dit-il, que des exemples de fièvre jaune ont paru à Bayonne, à Bordeaux, à Rochefort, à Brest. N'en a-t-on pas vu dans le Nouveau-Monde, jusqu'à l'embouchure du fleuve Saint-Laurent, sous un parallèle plus élevé que celui de Paris?... J'avoue, ajoute M. Pariset, que les fièvres jaunes sporadiques aperçues de loin en loin dans les ports de France n'ont rien eu de contagieux ; mais tout change avec le temps, les lieux, les émanations, les animaux, les hommes, les maladies elles-mêmes... Je n'ai pas la prétention de lire dans l'avenir, et de proposer mes décisions comme infaillibles. J'ose seulement soutenir que la fièvre jaune nous touche d'assez près pour que le gouvernement ne persiste plus dans la sécurité où il s'est tenu jusqu'à présent... Une migration de la fièvre jaune d'Espagne en France me semble non-seulement très-possible, mais encore très-probable et même très-prochaine[2]. »

Voilà comment M. Pariset s'efforçait de faire passer ses terreurs dans l'esprit de l'administration, et nous savons à quel point il réussit. Sa logique n'était certes pas rigoureuse, mais la peur ne raisonne pas. Il argumentait ainsi : Depuis plus de deux siècles nous avons eu de nombreuses relations avec les pays ravagés par la fièvre jaune, et, malgré la nullité ou l'insuffisance de nos mesures sanitaires, cette maladie ne s'est jamais propagée sur le sol de la France ; les cas sporadiques qui se sont montrés de loin en loin dans

[1] Ouvrage cité, page 81.
[2] Ouvrage cité, pages 126, 127 et 128.

nos ports n'ont rien eu de contagieux ; « *mais tout change avec le temps, les lieux, les émanations, les animaux, les hommes, les maladies elles-mêmes ; et par l'effet des maladies, aussi bien que par le mélange des peuples entre eux, les générations qui se succèdent ne se ressemblent pas.* » Donc il faut nous hâter d'élever des lazarets contre la fièvre jaune qui est à nos portes et peut nous envahir d'un moment à l'autre.

CRÉATION D'UNE COMMISSION SANITAIRE CENTRALE.

A ce cri d'alarme, le gouvernement forma aussitôt une *commission sanitaire centrale* du royaume, qui s'occupa sans délai des moyens qu'elle crut propres à repousser la fièvre jaune. Cette commission était composée de trois conseillers d'État, d'un maître des requêtes, d'un jurisconsulte, de deux banquiers, de deux administrateurs de lazarets, d'un officier supérieur, d'un chef de bureau du ministère et de six médecins [1]; savoir : MM. Kéraudren, Pariset, Bally, Desgenettes, Duméril et Devèse. Les trois premiers étaient des partisans outrés des mesures sanitaires. Sur quoi se fondaient-ils ? c'est ce que je vais examiner.

L'honorable inspecteur du service de santé de la marine, sans avoir observé un seul cas de fièvre jaune ni même fréquenté les parages où cette affection règne habituellement, avait publié en l'an XIII un « *Projet de règlement ayant pour objet de prévenir l'introduction par mer des maladies contagieuses* », projet qui renferme des dispositions fort sévères, telles que de couper les cheveux à tous les malades, de brûler leurs effets ainsi que les marchandises réputées contaminées, de couler bas les navires, etc., etc. L'auteur de ce projet, ayant eu pour but spécial d'opposer une barrière à la prétendue contagion de la fièvre jaune, dut adopter avec em-

---

[1] Voyez *Mémoire au roi*, etc. Suivant M. Moreau de Jonnès, « cette commission était composée de vingt-cinq membres choisis parmi les hommes que recommandaient des lumières supérieures ou une connaissance éprouvée et une étude spéciale des contagions. »

pressement tout ce qui fut proposé contre l'introduction de cette maladie sur le territoire français [1].

[1] Depuis l'an XIII, M. Kéraudren a toujours montré beaucoup de zèle pour la contagion et pour les quarantaines, soit comme membre de la commission sanitaire centrale, soit comme membre du conseil supérieur de santé, soit enfin comme médecin inspecteur du service de santé de la marine. De sorte que si nos provenances d'Amérique ne sont plus soumises, comme autrefois, à des quarantaines de vingt, trente et quarante jours, ce n'est certes pas sa faute.

Lorsque j'étais en Amérique, les médecins de la marine qui servaient alors dans nos colonies me communiquèrent plusieurs fois des lettres dans lesquelles leur honorable chef les exhortait fortement à être *très-réservés et très-circonspects* sur la question de la contagion, dans les rapports qu'ils adressaient à M. le ministre. Pour des hommes moins indépendants et moins pénétrés de leurs devoirs, ces avis auraient fort bien pu être considérés comme des ordres; mais les médecins auxquels ils s'adressaient n'y eurent aucun égard; ils continuèrent à écrire au ministre que les faits qui se passaient sous leurs yeux tendaient à prouver que la fièvre jaune n'est point contagieuse. Aussi leurs rapports sont-ils restés dans les cartons; tandis que ceux des rares contagionistes qu'il y a encore parmi les officiers de santé de la marine fournirent, en 1823, à M. l'inspecteur, les éléments d'un mémoire en faveur de la contagion et des quarantaines, mesures qui, à ses yeux, sont le seul moyen de préserver l'Europe de la fièvre jaune.

Mais si M. Kéraudren est grand partisan des quarantaines, il a, par contre, une vive antipathie pour l'émigration. « Comment! s'écrie-t-il, on excite les habitants d'une ville où est la fièvre jaune à l'abandonner! ils n'y sont que trop invités par le danger qui les menace. Est-ce là une mesure que le gouvernement puisse prescrire? » (page 56.) Suivant lui, « loin de prouver que la fièvre jaune n'est point contagieuse, la non-propagation de cette maladie dans les campagnes qui environnent les villes infestées confirmerait plutôt l'opinion contraire. » (page 55.) Ces propositions, et une foule d'autres non moins erronées, montrent à quel point allait jadis le zèle contagioniste de M. Kéraudren. Eh bien! voici un fait récent qui prouve que ce zèle ne s'est point refroidi, et que, pour M. l'inspecteur, les progrès de la science sur cette matière sont chose non avenue.

Je fis, il y a deux ans, un rapport à l'Académie de médecine sur un mémoire de M. le docteur Catel, relatif à la fièvre jaune qui avait régné dans la garnison de la ville de Saint-Pierre, Martinique, en 1838 et en 1839, et je remis une copie de ce travail à la direction des colonies pour qu'il fût inséré dans les *Annales maritimes* si la publication en était jugée utile. Bientôt après, mon rapport parut dans ce recueil, et il en fut

Quant à M. Pariset, il ne mettait, ainsi que nous l'avons vu, pas moins de zèle que M. Kéraudren pour empêcher l'importation de la fièvre jaune en France, puisque avant d'avoir vu cette maladie, avant même de s'être familiarisé avec les ouvrages qui en traitent, « il adressait au ministre l'ébauche d'un système de lazarets à la perfection duquel devaient concourir toutes les puissances de l'Europe, et il passait des heures délicieuses dans la contemplation de ce grand objet. »

fait un tirage à part, dont M. le ministre de la marine voulut bien m'adresser dix exemplaires. « J'en envoie, ajoutait-il, des exemplaires à MM. les gouverneurs des Antilles, ainsi qu'à M. le ministre du commerce qui, dans un but métropolitain, prend un haut et juste intérêt à la question que M. Catel et vous avez traitée; » c'est-à-dire à la question de la non-contagion.

En remerciant M. le ministre de la marine de son envoi, je lui annonçai que je devais faire prochainement à l'Académie de médecine un autre rapport sur un mémoire de M. Rufz, qui traitait de la même épidémie. J'ajoutai que ce second rapport ne serait, en quelque sorte, que le complément de celui que j'avais déjà fait sur le mémoire de M. Catel, et que par conséquent j'aurais l'honneur de lui en adresser une copie pour qu'il le fît publier, s'il le jugeait convenable.

Le 19 novembre dernier, j'eus l'honneur de soumettre cette copie à M. le sous-directeur des colonies et de lui donner une analyse succincte de mon travail. Il pensa que la publication de ce rapport dans les *Annales maritimes* ne pourrait qu'être fort utile, et d'après cela il m'engagea à écrire à M. le ministre à l'effet de l'obtenir. C'est ce que je fis le lendemain, et j'eus soin d'indiquer dans ma lettre les nombreux renvois que j'ai faits dans mon rapport sur le mémoire de M. Catel à mon rapport sur le mémoire de M. Rufz, et j'écrivis sur l'angle de mon paquet : DIRECTION DES COLONIES.

Le 9 décembre, je passai chez M. le sous-directeur pour avoir des nouvelles de mon envoi. Il me dit que mon paquet ne leur était point parvenu, et que, d'après le temps qui s'était écoulé, il avait certainement reçu une fausse direction. Il m'engagea à prendre des informations à ce sujet au bureau du secrétariat général. Le chef de ce bureau était absent; je ne vis que le sous-chef, qui me reçut avec beaucoup de politesse, et me dit que mon manuscrit était depuis huit jours dans le bureau de M. Kéraudren, qui ne pouvait tarder d'en rendre compte au ministre. Il ajouta qu'on avait mon adresse, et que des ordres seraient donnés pour qu'on m'envoyât les épreuves.

Le rapport de M. l'inspecteur ne se fit en effet pas attendre; car, le

Les observations que ce spirituel écrivain recueillit ensuite dans l'Andalousie ne peuvent avoir que bien peu de poids, d'abord parce qu'il arriva trop tard sur le théâtre de l'épidémie, et en second lieu parce qu'il se trouvait malheureusement dans des dispositions d'esprit peu favorables pour bien observer. Quand un médecin, honoré d'une haute mission scientifique, vient nous dire que la crainte de la contagion l'a empêché d'ouvrir des cadavres, ne semble-t-il pas nous avertir que nous devons nous tenir en garde contre les faits qu'il

lendemain 10 décembre, je reçus mon manuscrit avec une lettre de M. le ministre conçue en ces termes : « Ce rapport étant relatif au système sanitaire établi, j'ai pensé qu'il était bien plus convenable que vous vous adressassiez à M. le ministre du commerce, qui est chargé de la surveillance de la santé publique, et, à ce titre, seul compétent pour savoir quelle est la publicité dont peut être susceptible votre travail, que je vous renvoie ci-joint. »

Voilà une fin de non-recevoir nettement exprimée: voyons si elle est fondée. D'après le texte formel de la lettre de M. le ministre, on croirait certainement que mon rapport n'est *relatif qu'au système sanitaire établi*. Il est certes bien loin d'en être ainsi : mon rapport a cent seize pages d'impression, grand in-8°, dont quatre-vingt-seize sont entièrement consacrées à des questions purement médicales, neuf à résumer les faits de non-contagion qui se sont présentés durant l'épidémie de la Martinique, de la Guadeloupe et de la Dominique, de 1838 à 1841. Enfin, dans les neuf pages qui suivent, j'ai démontré qu'il est urgent d'abolir nos mesures sanitaires relatives à la fièvre jaune, vu que leur inutilité et leurs funestes effets sont mille fois démontrés. Ainsi, prenant fort mal à propos la partie pour le tout, M. l'inspecteur a induit le ministre dans une grave erreur en lui représentant mon rapport comme n'étant *relatif qu'au système sanitaire établi*.

Que M. Kéraudren ait eu de puissantes raisons pour désirer que ce rapport ne fût point inséré dans les *Annales maritimes*, je le conçois aisément. Depuis quarante ans, l'honorable inspecteur du service de santé de la marine soutient que la fièvre jaune est une maladie contagieuse, et je prouve, au moyen de faits recueillis par des médecins placés sous ses ordres et consignés dans des documents officiels qui sont entre ses mains, que cette affection est dépouillée de tout caractère transmissible; depuis quarante ans il nous représente les quarantaines comme étant le seul moyen de préserver l'Europe de ce fléau, et je démontre que ces mesures sont complètement illusoires; il ne veut pas que l'autorité invite les habitants des villes ravagées par la fièvre jaune à sortir du foyer d'infection, et j'établis, par des rapports officiels qui ont passé sous ses yeux, rapporte, vu qu'ils ne lui sont parvenus qu'au travers du prisme de la contagion et de toutes les terreurs qu'elle inspire?

M. le docteur Bally fut témoin de l'épidémie de fièvre jaune qui moissonna une grande partie de notre armée expéditionnaire de Saint-Domingue, en l'an X; et voici comment il s'exprimait, au mois de ventôse an XI, en parlant de ce fléau :

« Pour juger du degré de contagion (*si toutefois on peut la soupçonner*), il faudrait examiner la maladie dans tous les temps, dans toutes les saisons et dans tous les lieux, particulièrement où se trouve réunie un grande quantité de malades; opposer ensuite les uns aux autres les cas qui la font soupçonner et ceux qui prouvent le contraire [1]. »

que l'émigration a eu récemment à la Guadeloupe un succès complet, comme dans une foule d'autres circonstances.

Voilà certes bien des motifs pour s'opposer à la publication de mon rapport dans les *Annales maritimes*, et ce ne sont pas les seuls. Aussi a-t-on mis ce rapport à l'index et l'a-t-on empêché d'arriver à la connaissance des nombreux officiers de santé de la marine qui ne partagent point les opinions contagionistes de leur honorable chef, qui voudrait bien du moins ne pas avoir tort aux yeux de ses subordonnés.

Vain espoir; M. Kéraudren ne fera point rétrograder la science qui a marché en avant malgré tous ses efforts pour l'entraver. Il est cependant bon de dire que si M. l'inspecteur du service de santé de la marine avait montré autant de zèle à soutenir la vérité qu'il en a mis à propager l'erreur, la question de la contagion serait peut-être décidée négativement depuis longtemps. Il ne fallait pour cela que faire connaître avec impartialité les faits de non-contagion qui sont parvenus au ministère de la marine; malheureusement on a procédé en sens contraire, et cette manière d'agir a coûté cher à la France.

Quand un homme haut placé prend une fausse direction dans une matière grave, il peut faire beaucoup de mal avec les meilleures intentions, et c'est ce qui est arrivé à M. Kéraudren dans la question qui nous occupe. Il a repoussé avec force tous les faits qui ne viennent pas à l'appui de ses idées préconçues, et n'a vu les choses qu'au travers du prisme de ses illusions. Voilà pourquoi il s'est opposé à ce qu'un rapport, dans lequel j'établis l'*identité de nature des fièvres d'origine paludéenne de différents types*, fût inséré dans les *Annales maritimes*. La crainte de porter atteinte *au système sanitaire établi*, qui est son œuvre, lui a fait mettre de côté une question scientifique d'un très-haut intérêt.

[1] *Journal des officiers de santé de Saint-Domingue*, page 23.

Ainsi, après avoir été témoin, comme médecin en chef de l'armée, de l'une des plus terribles épidémies de fièvre jaune qui aient jamais existé, M. Bally mettait lui-même en doute si l'on pouvait soupçonner que cette maladie fût contagieuse.

A son retour en France, en 1804, ce médecin assura M. le docteur Louis Valentin *qu'il ne croyait pas du tout à la contagion de la fièvre jaune* [1] ; ce qui annonce que ses réflexions sur ce qu'il avait observé à Saint-Domingue, dans l'île de Cuba, à la Jamaïque et aux États-Unis, n'avaient fait que l'affermir dans l'opinion que cette maladie n'est point contagieuse.

En 1805, une commission médicale, composée des professeurs Desgenettes et Duméril, et des docteurs Bally et Nisten, fut envoyée dans le midi de l'Espagne pour y étudier la fièvre jaune ; mais cette maladie ne régna point dans la Péninsule cette année-là. MM. les commissaires furent donc obligés de s'en tenir à ce que les médecins du pays voulurent bien leur communiquer sur leurs épidémies antérieures.

Malheureusement, depuis l'inique procès que don Tomas de Morla, capitaine-général de l'Andalousie, avait intenté, en 1800, à don Pablo Valiente, ancien intendant de la Havane, sous prétexte qu'il avait apporté la fièvre jaune de Charleston à Cadix [2], il n'était plus permis de se prononcer en faveur de la non-contagion de cette maladie. De sorte que, pour éviter les persécutions d'un pouvoir despotique, les médecins les plus éclairés de l'Espagne étaient obligés de se taire ou même de soutenir une opinion opposée à leurs convictions, et la masse des praticiens professait la même opinion, mais de très-bonne foi, et elle déployait un rare talent pour accommoder les faits à sa manière de voir. C'est

---

[1] *Journal universel des sciences médicales*, tome II, page 143, et le *Journal général de médecine*, tome LXI, page 358.

[2] Don Pablo Valiente fut acquitté par l'audience royale de Séville, chambre criminelle, après une détention arbitraire de dix-huit mois, sans qu'on eût pu établir aucune charge contre lui. Ce fait prouve à quels excès les partisans des mesures sanitaires peuvent se livrer, et à quels abus l'opinion de la contagion peut donner lieu.

dans ces circonstances défavorables que la commission médicale française visita le midi de la Péninsule.

M. Bally se laissa malheureusement entraîner par l'opinion dominante dans ce pays, et il n'apporta pas toute la critique désirable dans ses recherches sur l'origine et la nature de la maladie qu'il devait étudier. Il admit sans examen une foule de faits inexacts et controuvés, qui lui furent communiqués dans la vue de prouver l'importation et la contagion de la fièvre jaune dans la Péninsule; et c'est d'après de pareilles données que ce médecin a formé l'opinion qu'il a professée depuis lors.

En 1810, M. Bally publia un petit écrit dans lequel il assure que « des quarantaines rigoureuses imposées aux vaisseaux venant d'Amérique, des cordons impénétrables qu'on placerait autour des villes frappées de la contagion, sont autant de mesures propres à extirper infailliblement la fièvre jaune[1]. »

En 1814, il fit paraître, aux frais du gouvernement, son *Traité du typhus d'Amérique*, ouvrage dans lequel il propose également des mesures fort sévères dans le but de s'opposer à l'introduction et à la propagation de la fièvre jaune en France. « Dès qu'une rue serait suspectée, dit-il, on la barricaderait à l'instant pour intercepter toute relation avec le reste de la ville, et des préposés auraient soin de pourvoir aux besoins des particuliers. Pour rendre cette disposition plus efficace, ajoute-t-il, on interdirait toute communication avec la maison soupçonnée, qui serait en outre marquée d'un signe, surveillée, et approvisionnée par les habitants du quartier, intéressés à n'avoir aucune espèce de condescendance[2]. »

L'affreux régime sous lequel M. Bally conseille de placer les malheureux habitants des rues infectées prouve à quel point ce médecin était dominé par les idées de contagion, et ce qui suit prouve également toute sa foi en cette funeste doctrine. « Les chariots destinés à emporter les morts ne

[1] *Opinion sur la contagion de la fièvre jaune*, page 61.
[2] *Du typhus d'Amérique*, page 582.

doivent, dit-il, rouler que la nuit, escortés par des hommes
qui, avec de longs bâtons, écarteraient les passants. » (*Ubi
suprà.*)

D'après ce qui précède, il n'est point étonnant que M. Bally
ait conseillé les dispositions rigoureuses que renferme notre
terrible loi sanitaire du 3 mars 1822.

Quant à MM. les professeurs Desgenettes et Duméril, ils
étaient beaucoup moins convaincus de l'existence de la contagion et de la nécessité des mesures de rigueur que ne l'é-
taient MM. Kéraudren, Pariset et Bally [1]. Aussi les renvoya-
t-on de la commission comme des hommes qui ne pouvaient
que faire obstacle à la réalisation du vaste système de lazarets
que M. Pariset avait proposé au ministre. Il est certain que
ces deux savants médecins n'auraient point sanctionné les
dispositions atroces de la loi sanitaire qui nous régit.

[1] Le 30 septembre 1805, Desgenettes écrivait de Cadix au général Lau-
riston, qui se trouvait alors dans l'Andalousie, une lettre d'où j'extrais
les passages suivants :

« 1º Si l'épidémie de 1800 n'a pas été la fièvre jaune, au moins a-t-elle
avec elle la plus grande analogie.

« 2º On ne peut assurer que la maladie en question ait été apportée de
l'Amérique Septentrionale ou d'ailleurs, et on trouve dans les localités,
l'ordre interverti des saisons et la prédominance de certains vents, de
quoi développer une affection semblable.

« 3º La doctrine générale de la contagion est fondée sur des bases si
peu arrêtées, qu'il est difficile de rien statuer de positif sur ce fait particulier.

« 4º Le gouvernement espagnol ayant adopté sans réserve le système de
la contagion, il en est résulté des mesures de police sanitaire militaire-
ment exécutées, qui ont entravé les communications commerciales et produit beaucoup d'inconvénients.

« 5º Il serait facile d'opposer à ceux qui ont ordonné, comme à ceux qui
approuvent ces mesures, les infractions journalières qui ont lieu, sans
qu'il en soit résulté la propagation de la contagion.

« 6º L'opinion connue du gouvernement ne permet plus de discussion.

« 7º J'ose prévoir que la commission dont j'ai l'honneur de faire partie
recueillera des documents utiles, mais qu'elle ne rapportera point une
opinion décisive sur la contagion ou la non contagion. »

Nous avons vu que M. Bally ne fut point aussi réservé que son illustre
collègue, et cependant ils avaient observé tous les deux sur le même
théâtre et à la même époque.

Enfin M. Devèse, le sixième médecin faisant partie de la commission, avait une longue expérience dans la fièvre jaune ; il avait observé ce fléau à Saint-Domingue pendant près de vingt ans, et de plus, été témoin de l'épidémie meurtrière qui ravagea Philadelphie en 1793, et durant laquelle il montra un dévouement qui honore le nom français. Fermement convaincu que cette maladie n'est transmissible d'aucune manière, il voulait que la commission cherchât d'abord à s'assurer de ce fait capital au moyen d'expériences nombreuses et variées, qui auraient été faites par ordre du gouvernement, soit en Amérique, soit en Europe. Sa proposition fut repoussée d'une manière formelle ; ses collègues se tinrent pour suffisamment éclairés, et ils s'occupèrent sans délai de la rédaction du projet de loi, la contagion de la fièvre jaune leur paraissant une chose évidente et incontestable.

Convaincu des funestes résultats que devait avoir infailliblement cette étrange manière de procéder, Devèse protesta énergiquement contre le travail de la commission sanitaire centrale du royaume, d'abord auprès de ses collègues, et ensuite devant les Chambres législatives et le conseil des ministres.

« Messieurs, disait-il aux premiers, avant d'établir des lazarets et des quarantaines, avant d'organiser par une loi des mesures sanitaires à opposer au développement et à la propagation de la fièvre jaune sur les côtes et les frontières de France, il faut savoir si ces moyens sont propres à atteindre le but qu'on se propose ; autrement ce serait abuser d'une manière étrange de la confiance du ministre ; ce serait tromper le gouvernement et la nation ; ce serait préparer à la commission elle-même, n'en doutez pas, messieurs, des regrets cuisants pour l'époque, peu éloignée, où elle aurait à se repentir d'avoir méconnu ses devoirs, compromis les intérêts de l'humanité, ceux du commerce et de l'honneur national[1]. »

[1] Voyez le commencement du *Mémoire au roi en son Conseil des ministres et aux Chambres*, etc.

Ce langage plein de force et de vérité ne fut entendu ni de la commission ni du gouvernement. Toute investigation propre à constater le caractère transmissible ou non transmissible de la fièvre jaune fut laissée de côté ; on regarda la propriété contagieuse attribuée à cette maladie comme un fait démontré et irrévocablement établi, et c'est sur ce fait erroné que furent posées les bases de notre terrible loi sanitaire, qui a nui à un si haut degré à nos intérêts commerciaux sans aucun avantage pour la santé publique ; en un mot, la prédiction du docteur Devèse s'est réalisée [1].

Parmi les honorables membres de la commission sanitaire centrale, qui n'étaient pas médecins, se trouvait M. Moreau de Jonnès, qui avait habité la Martinique à deux époques différentes, savoir : du 13 septembre 1802 au 7 mars 1809, et de décembre 1814 au mois de juin 1815. Cet officier avait donc vu l'épidémie de fièvre jaune qui sévit à la Martinique en 1802 et en 1803, et quelques autres apparitions moins graves de la même maladie. Il aurait pu, par conséquent, être fort utile à la commission, s'il avait observé les faits tels qu'ils s'étaient passés ; mais, loin de là, donnant un libre essor à son imagination, il a mis le plus souvent la fiction à la place de la réalité, et s'est ainsi présenté au monde savant comme l'un des contagionistes les plus zélés, mais en même temps les plus inexacts et les plus exagérés.

Lorsque je visitai la Martinique en 1818 et en 1822, les médecins des villes de Saint-Pierre et du Fort-Royal étaient encore saisis d'étonnement en voyant de quelle manière des faits qui ont eu lieu sous leurs yeux se trouvent racontés dans les écrits de ce savant voyageur. Ces médecins, au nombre de quinze, me donnèrent leur opinion motivée sur la question de savoir si la fièvre jaune est ou n'est pas contagieuse. Quatorze se prononcèrent pour la négative, et le quinzième, M. Brun,

---

[1] Devèse était un homme de bien, plein d'indépendance, et qui a rendu de grands services. Médecin de la maison du roi, il ne chercha jamais à plaire au pouvoir aux dépens de la vérité. On ne lui a pas rendu toute la justice qu'il méritait.

me répondit : « qu'après quinze années de pratique il ne pouvait encore que douter. »

En 1819, M. le gouverneur de la Martinique consulta les médecins de cette colonie pour savoir quelle était leur opinion sur la nature de la fièvre jaune, et, « sur les vingt Mémoires envoyés au ministre, un seul soutient la contagion de cette maladie [1]. »

Il est bon de dire que la plupart des médecins qui fournirent ces documents avaient dix, quinze, vingt, trente et quarante ans de pratique dans la colonie, et avaient vu les mêmes épidémies que M. Moreau de Jonnès ; mais ils avaient observé avec plus de soin, moins de préventions et surtout de terreur que ce grand partisan de la contagion et des mesures sanitaires. Plusieurs autres médecins qui se sont trouvés à la Martinique en même temps que cet officier, ont publié leur opinion en faveur de la non-transmission de la fièvre jaune : tels sont, entre autres, MM. Savaresy, Repey-Garnier, Rochoux, etc., etc.

D'après ce que je viens de dire de l'opinion de M. Moreau de Jonnès et de celle des médecins qui ont exercé leur profession dans cette colonie pendant qu'il y était, on peut être certain que cet honorable membre de la commission sanitaire centrale fut un des plus ardents promoteurs de notre loi du 3 mars 1822.

Ainsi le projet de cette loi désastreuse fut élaboré par des hommes fort éclairés et fort recommandables sans doute, mais qui étaient tout à fait étrangers au sujet qu'ils avaient à examiner, ou qui, dominés par des opinions préconçues, posèrent précisément en fait ce qui était en question, et regardèrent la prétendue contagion de la fièvre jaune comme une chose démontrée, tandis qu'elle n'est au contraire qu'une pure hypothèse, infirmée par des milliers de faits authentiques et de preuves irrécusables. Ni l'opinion presque unanime des médecins qui ont observé dans les contrées du Nouveau-Monde, où ce fléau exerce particulièrement ses

[1] M. Lefort, *Quelques remarques sur un Mémoire de M. le docteur Kéraudren*, page 10.

ravages, ni les nombreux écrits publiés en France, en Angleterre et aux États-Unis d'Amérique en faveur de la non-transmissibilité de cette maladie, ni enfin la marche lente, mais progressive qu'a suivie cette opinion dans les États de l'Union américaine depuis 1793 jusqu'à ce jour, rien ne put convaincre les honorables membres de la commission sanitaire centrale que la question de la contagion ou de la non-contagion de la fièvre jaune n'était point encore résolue, et c'était précisément cette question qu'il fallait d'abord examiner ; c'était là le point de départ. On procéda autrement : on fit comme un architecte qui, voulant élever un édifice, ne commencerait point par s'assurer si le terrain sur lequel il se propose de bâtir est solide ou mouvant. C'était de la question scientifique qu'on devait d'abord s'occuper, on ne le fit point ; on suivit une marche tout à fait opposée, et la France a payé chèrement cette erreur inconcevable de la part d'hommes éclairés, investis d'une haute mission.

COMMISSION MÉDICALE ENVOYÉE À BARCELONE.

La rédaction du projet de loi était achevée lorsque, vers la fin de juillet 1821, la fièvre jaune vint à se développer dans le port de Barcelone. Ce funeste événement servit à un haut degré les vues des partisans des mesures sanitaires. Une commission médicale, composée de MM. Pariset, Bally, François et Mazet [1], se rendit sur les lieux par ordre de M. le ministre de l'intérieur, et M. le ministre de la guerre envoya

[1] La commission renfermait dans le principe un cinquième membre que ses collègues ont traité d'une manière fort peu confraternelle, pour ne rien dire de plus. Après l'avoir engagé à aller se mettre en observation hors de Barcelone pour ensuite passer à Tortose, où la fièvre jaune faisait de grands ravages, ils l'ont accusé publiquement d'avoir abandonné son poste et de s'être retiré de la commission. Je tiens, moi, de la personne chez laquelle ce médecin alla se loger en quittant Barcelone, qu'il lui fut amené et présenté par M. Bousquet-Deschamps, de la part de M. Pariset, avec prière de vouloir bien lui procurer un logement ! (Voir la *Notice sur l'épidémie de Barcelone*, dans la *Nouvelle Bibliothèque médicale*, mai 1824.)

également à Barcelone M. le docteur Audouard , médecin militaire. MM. Pariset, Bally et Mazet étaient contagionistes très-prononcés , et M. François ne tarda pas à le devenir, bien qu'il eût soutenu avec force pendant vingt années l'opinion de la non-contagion , en se fondant sur les faits nombreux et concluants qu'il avait observés à Saint-Domingue avec M. Bally [1]; il alla même jusqu'à signer un rapport officiel où il est dit, qu'en se rendant à Barcelone en 1821, « MM. Bally et François, qui avaient traité la fièvre jaune dans une grande partie des Antilles, et lorsqu'elle moissonnait des armées entières, avaient de fortes raisons de la croire contagieuse [2]. »

Quant à M. le docteur Audouard , ayant publié, en 1818, un ouvrage dans lequel il soutient que les fièvres intermittentes sont contagieuses [3], il ne pouvait manquer de regarder la fièvre jaune qui désolait Barcelone comme une maladie éminemment transmissible. Voilà dans quelles dispositions d'esprit se trouvaient les médecins français qui furent chargés par le gouvernement d'aller observer ce redoutable fléau.

La commission envoyée par M. le ministre de l'intérieur fit son entrée à Barcelone le 9 octobre ; M. Audouard n'y arriva que le 23 du même mois. Avant son départ de Paris, Mazet était frappé de l'idée qu'il devait être victime de la maladie qu'il allait observer [4], et cette funeste idée ne fit que prendre de la force dans le long trajet de Paris à Barcelone ; plusieurs circonstances fortuites lui donnèrent de l'intensi-

[1] Voyez sa *Dissertation sur la fièvre jaune observée à Saint-Domingue pendant les années XI et XII*, thèses de Paris, 1804, N° 271. Voyez aussi la lettre qu'il a publiée dans la *Gazette de santé* du 21 février 1818.

[2] *Première partie du rapport de la commission médicale envoyée à Barcelone*, etc. page 3.

[3] *Recherches sur la contagion des fièvres intermittentes.*

[4] Une dame de ma connaissance le félicitait sur la belle mission dont il était chargé, qui lui fournissait l'occasion de se couvrir de gloire. Ah ! répondit-il avec l'accent d'une profonde tristesse , les médecins qui vont se rendre à Barcelone ne reverront plus la France.

té [1]. Arrivé le 9 octobre, à huit heures du soir, il se reposa le 10 ; le 11, il vit un malade ; le 12, il le visita de nouveau, et, s'en étant trop approché, il sentit, dit-on, une mauvaise odeur qui l'incommoda beaucoup ; dans la même matinée, il avait visité une autre personne également atteinte de la fièvre jaune. Il tomba malade dans la nuit du 12 au 13 et succomba le 22 octobre, dixième jour de sa maladie. Sa mort, annoncée dans tous les journaux, fut regardée comme une preuve péremptoire et sans réplique du caractère contagieux attribué à la fièvre jaune, bien qu'elle ne fût que le résultat de l'infection à laquelle l'infortuné jeune homme s'était exposé, surtout étant en proie à la plus fâcheuse de toutes les prédispositions morales, à la terreur.

A peine arrivés sur le théâtre de l'épidémie, MM. Bally, François et Pariset entamèrent avec leurs amis de Paris une correspondance fort active, qui ne cessa qu'après leur rentrée en France. Ils représentaient, dans leurs lettres, la fièvre jaune qui ravageait Barcelone, comme étant importée du Nouveau-Monde et éminemment contagieuse, et ces lettres, publiées dans la plupart des journaux de la capitale et des départements, travaillaient chaque jour profondément l'opinion publique et portaient la terreur dans tous les esprits.

« La contagion paraît manifeste, s'écriaient MM. les commissaires ; on connaît son point de départ, on suit sa marche, on la voit pour ainsi dire passer d'un individu à un autre [2]...Oui, la maladie qui dévaste Barcelone est la fièvre jaune d'Amérique ; oui, elle a été importée ; oui, mille fois oui, elle est contagieuse. Espérons que les faits que nous accumulons laisseront nus comme la main les partisans du système contraire. Oui, cette fièvre est cent fois plus funeste au commerce que ne le serait le système le plus rigoureux de quarantaines [3]...Nier la conta-

[1] Voir la *Quotidienne* du 30 octobre 1821, la *Gazette de France* du 14 novembre de la même année, et ce que dit M. le docteur Rochoux dans ses *Recherches sur les différentes maladies qu'on appelle fièvre jaune*, page 443.
[2] Voyez la *Gazette de France* du 20 novembre 1821.
[3] Voyez le même journal du 14 du même mois.

gion, c'est nier Dieu, nous disait un médecin espagnol, et il avait raison ; c'est nier la lumière, c'est nier une évidence aussi frappante que le jour[1]... Le fléau s'est rendu maître d'une partie de la malheureuse Espagne ; il n'en sortira plus. Depuis vingt ans il a envahi deux cents lieues vers le nord ; il menace d'embraser les pays voisins, et a déjà jeté des étincelles en France et en Italie[2]... Mais ce qui importe, c'est d'en préserver notre pays : or, si nous faisons un travail tel que nous l'avons imaginé, personne n'osera se récrier contre des mesures aussi nécessaires que celles qui seront proposées[5]... Nous nous estimerons heureux si nos maux et nos dangers peuvent préserver la France du fléau pestilentiel ; si nos observations concourent à la formation d'un bon système sanitaire propre à garantir nos frontières ; si enfin nos recherches ont pu, comme nous l'espérons, déterminer un meilleur mode de traitement[4]. »

Tel était le langage des honorables membres de la commission médicale envoyée à Barcelone, et ce langage, reproduit sous cent formes diverses dans les journaux, dans des allocutions académiques, dans les salons, auprès des ministres, des pairs de France, des députés, des hauts fonctionnaires, etc., avait frappé d'épouvante toutes les classes de la société, qui ne voyaient de salut pour la France que dans le système de quarantaines proposé par des médecins haut placés, que l'Académie royale de médecine avait elle-même signalés à l'autorité comme les hommes les plus capables de bien observer la fièvre jaune, et qui étaient investis de la confiance du gouvernement.

PRÉSENTATION DU PROJET DE NOTRE LOI SANITAIRE.

C'est dans ces circonstances et dans cette disposition des

[1] Lettre datée de Montalègre, le 17 novembre 1821, et adressée à M. le docteur Robert, de Marseille.

[2] Rapport présenté au ministre de l'intérieur, première partie, avertissement.

[5] Quotidienne du 20 novembre 1821.

[4] Moniteur du 19 novembre 1821.

esprits que le projet de notre loi sanitaire fut présenté aux Chambres, discuté et adopté ; c'est sous l'influence de la peur, qui ne raisonne pas, que cette loi terrible reçut la sanction des pouvoirs législatifs et de la couronne.

En exposant les motifs de la loi devant les Chambres, M. le ministre de l'intérieur signalait la fièvre jaune comme un fléau nouveau dont jusque-là la France n'avait point à se défendre.

« La fièvre jaune du continent des États-Unis d'Amérique et des Antilles, disait-il, est venue frapper, il y a quelques années, les côtes de la Toscane ; plus souvent et tout récemment elle a désolé celles d'Espagne, où il est à craindre qu'elle ne devienne endémique.

« Les précautions à prendre pour préserver nos ports de l'Océan de ce nouvel ennemi, y parurent d'abord d'autant plus incommodes qu'elles étaient inusitées ; mais cette fois l'imminence et la grandeur du danger triomphent des répugnances ; chacun reconnaît qu'il faut élever des barrières contre un fléau destructeur, et s'en défendre partout où il se présentera, par les mêmes moyens dont nous avons une si heureuse expérience sur nos côtes de la Méditerranée... Des précautions, dont l'efficacité est dès longtemps et journellement reconnue, sont établies dans les ports de Toulon et de Marseille ; il s'agit maintenant, attendu le nouveau fléau qui menace l'humanité, d'introduire ces précautions dans les ports de l'Océan, et dans l'intérieur, si la contagion y pénétrait.

« La loi, ajoute M. le ministre, aura ce double effet ; elle montrera la sollicitude du gouvernement et des Chambres sur un objet si important ; elle fournira toutes les garanties qu'une heureuse expérience avait déjà indiquées contre un fléau plus ancien, auquel un nouveau vient s'adjoindre. Pourquoi n'espérerions-nous pas de le repousser, de le circonscrire par les mêmes moyens [1] ? »

Les orateurs qui appuyèrent le projet de loi dans l'une et

[1] *Moniteur* du 5 décembre 1821.

l'autre Chambre représentèrent également la fièvre jaune comme un fléau nouveau, plus destructeur que la peste elle-même, et surtout beaucoup plus difficile à arrêter.

« Ce terrible fléau est à nos portes, s'écriait le comte Chaptal, et si l'on n'employait promptement des mesures sévères, on pourrait craindre qu'il ne pénétrât dans l'intérieur. Cette crainte est d'autant plus fondée, qu'une active contrebande a rendu praticables aux Espagnols les passages les plus difficiles des Pyrénées...

« La peste, le plus terrible des fléaux dont l'humanité ait eu à gémir jusqu'ici, est moins dangereuse que la fièvre jaune ; la peste exige beaucoup moins de précautions pour se garantir de la contagion ; elle n'est contagieuse que par le contact ; la fièvre jaune se communique par l'air. » D'après cela le noble pair conclut « qu'il y a urgence de réunir l'île de Pomègue à celle de Ratonneau, et de bâtir un hôpital dans la dernière, pour y soigner les malades de la fièvre jaune[1]. » (*Moniteur* du 13 décembre 1821.)

Ainsi, les hommes haut placés dans la science eux-mêmes ne purent se préserver de l'erreur dans laquelle la commission sanitaire centrale et la commission médicale envoyée à Barcelone avaient entraîné le gouvernement.

« Sans doute, disait Cuvier, on peut enfreindre la loi sanitaire sans autre dessein que d'échapper au fléau qu'elle a pour objet de prévenir, mais l'innocence de l'intention change-t-elle la nature du péril ? La loi proposée est une loi de défense, et pour défendre efficacement, elle doit effrayer. *C'est par la terreur de la mort qu'il faut combattre la terreur de la peste*[2]. » Et c'est l'un des hommes dont les talents honorent le plus la France qui s'exprimait ainsi !

La commission médicale envoyée à Barcelone, dont le rapport avait été distribué aux Chambres, avait exercé une telle influence sur l'esprit des législateurs, que les partisans de la

[1] Depuis le 30 juin 1825 que cet hôpital fut livré à l'administration sanitaire, on n'y a pas reçu un seul malade de la fièvre jaune. Ne voilà-t-il pas des capitaux bien employés?

[2] *Moniteur* du 28 décembre, page 1741.

non-contagion étaient traités, du haut de la tribune nationale, d'hommes à systèmes, de visionnaires[1], etc. ; on les accusait même de soutenir cette opinion dans des vues d'intérêts privés. M. le rapporteur de la Chambre des députés s'exprimait ainsi :

« La nature des maladies pestilentielles, les causes ou les moyens qui peuvent les propager ou les communiquer (la fièvre jaune en particulier), sont depuis quelques années un sujet de dispute entre les médecins. Il ne serait pas impossible que des intérêts particuliers eussent compliqué la question et embarrassé la discussion[2]. »

M. de Gérando, l'un des membres de la commission sanitaire centrale, et de plus commissaire du roi, chargé de défendre le projet de loi, s'écriait de son côté :

« Je sais qu'on a cherché dans quelques intérêts privés à prouver la non-contagion de la maladie ; mais le rapport imprimé de la commission médicale, qui vous a été distribué, vous offre des documents bien propres à détruire cette erreur[3]. »

Bien certainement cet honorable député ne faisait ici que répéter ce qu'on lui avait dit[4].

[1] *Moniteur* du 19 février 1822. — [2] *Ibid.*

[3] *Moniteur* du 20 février 1822.

[4] Après avoir dit que le principe de la fièvre jaune ne réside point dans l'air, comme le soutiennent les partisans de l'infection, M. Moreau de Jonnès ajoute : « Mais puisque, sur cette importante matière, il nous est dévolu de dire toute la vérité, nous n'hésiterons point à affirmer qu'ici ce ne sont point les faits qui ont produit le résultat, et qu'au contraire c'est le résultat qui a produit les faits ! C'est pour arriver au but d'une mission occulte que toutes ces fables ont été inventées ; l'histoire des désastres de la fièvre jaune pendant trois siècles, et dans les deux mondes, prouve que le principe de cette maladie ne gît point dans l'atmosphère, qu'il n'est point répandu dans l'air libre, qu'il n'est point à la disposition des vents, qu'il n'est point porté par eux d'un lieu à un autre, qu'il résiste aux tempêtes et même aux ouragans des Indes Occidentales, etc. » Cet honorable membre de la commission sanitaire centrale s'exprimait ainsi devant l'Académie des sciences le 19 novembre 1821, sans doute pour empêcher que la *mission occulte* ne vînt s'opposer à l'adoption de la loi sanitaire du 3 mars 1822. (Voyez *Phénomènes de la propagation du principe contagieux de la fièvre jaune*, page 12.)

Nous avons vu que la commission sanitaire centrale avait admis, sans examen, l'existence de la contagion de la fièvre jaune, comme un fait positif et irrévocablement établi, et qu'elle ne s'était occupée que des dispositions législatives qu'elle regardait comme propres à prévenir l'introduction de ce fléau en France. Eh bien! les commissions chargées par la Chambre des pairs et par la Chambre des députés d'examiner le projet de loi firent de même.

« La nécessité d'une loi, disait M. le rapporteur de la Chambre des députés, n'a pas besoin d'être justifiée. Il n'est plus permis de douter. L'imminence et la grandeur du danger triomphent des répugnances. Chacun reconnaît qu'il faut élever des barrières à un fléau destructeur, et s'en défendre partout où il se présentera [1]. » M. le rapporteur de la Chambre des pairs tenait un langage absolument analogue.

Aussi l'honorable M. de Kératry faisait-il remarquer à la Chambre des députés tout ce qu'il y a de grave à déclarer qu'une maladie est communicable, sans s'être d'abord assuré qu'elle l'est réellement, et « de troubler ainsi les relations intérieures et extérieures d'un pays par des frayeurs de surérogation. On sent donc, ajoutait-il, qu'avant de vous présenter la loi, le gouvernement avait quelque chose à faire. Il ne l'a pas fait. Nous essayerons, en le suppléant en cela, et d'éclairer votre religion, et de vous préparer ainsi soit à la modification de la loi, comme exorbitante, soit à son rejet, comme inutile....

« Votre commission, poursuit l'orateur, déclare naïvement qu'elle ne s'est point occupée de la question scientifique; qu'elle n'en a point été chargée par la volonté royale; que cette question est un sujet de dispute entre les médecins : on serait tenté de lui dire : C'est pourtant ce que vous étiez chargés d'examiner, de décider même, après vous être éclairés par des documents convenables. Autrement, à quoi la loi est-elle bonne? Comment, législateurs, vous osez proposer à vos collègues un code très-dur sous le rapport des propriétés, cruel même sous le rapport des personnes, et vous ne savez

[1] *Moniteur* du 19 février 1822.

pas seulement pourquoi ! Vous ignorez la nature, l'intensité, la qualité communicative, l'étendue expansive du fléau contre lequel vous disposez de toutes les forces de l'État, de toutes les rigueurs du Code criminel ! vous mettez en prévention le matériel et le personnel de vos concitoyens, et vous n'approfondissez pas la cause indiquée pour le motif de ces grands résultats ! En vérité, fussiez-vous invités par un message à faire une loi pour la Cochinchine, je crois que vous y regarderiez de plus près[1]. »

Malgré ces observations si vraies, si justes et si sages, la loi fut votée; mais trente-sept boules noires protestèrent néanmoins contre son adoption, et il y a tout lieu de croire que, sans la panique causée par l'épidémie de Barcelone, et surtout par les récits fabuleux des médecins français chargés de l'observer, le projet de la commission sanitaire centrale eût été rejeté, ou du moins essentiellement modifié. Il est impossible de penser qu'une loi qui prononce la peine de mort dans six cas différents, qui prononce les travaux forcés, des amendes de dix à vingt mille francs et la destruction de la propriété des citoyens, eût été adoptée, sans un examen préalable du principe qui lui sert de base, par des hommes graves, éclairés et consciencieux, si ces mêmes hommes n'avaient pas été sous l'influence d'une passion qui ne permet point de raisonner.

Les faits consignés dans la correspondance et dans le rapport des honorables membres de la commission médicale envoyée à Barcelone sont certainement de nature à frapper de terreur quiconque ne sait pas que ces mêmes faits ne sont, pour la plupart, que de pures fictions, et qu'il n'y en a pas *un seul* qui prouve le caractère transmissible que ces messieurs ont attribué à la fièvre jaune avec tant de légèreté et tant d'assurance. Et comment douter de l'exactitude de ces faits, quand on voit MM. les commissaires annoncer officiellement au ministre « qu'ils sont authentiques et font toucher du doigt, pour ainsi dire, l'origine de la maladie[2];

[1] *Moniteur* du 19 février 1821.
[2] *Rapport présenté au ministre*, première partie, page 24.

que la plupart de ces faits ont été vérifiés par eux; que les autres leur ont été fournis par les autorités les plus respectables; enfin que tout ce qui était invraisemblable ou émané de source suspecte a été élagué [1] ? »

Je viens d'exposer les circonstances qui ont motivé l'adoption de notre législation sanitaire relative à la fièvre jaune. On a vu que la commission sanitaire centrale, créée en novembre 1820, admit l'origine exotique et la contagion de cette maladie comme un fait démontré, sur lequel il ne restait plus aucun doute et dont elle n'avait point à s'occuper. Aussi les moyens d'investigation proposés par le docteur Devèse, dans le but d'arriver à la connaissance du mode de propagation de ce fléau, furent-ils repoussés par ses honorables collègues qui se regardèrent comme suffisamment éclairés, et passèrent à la rédaction de la loi sans autres informations.

On a vu également que les commissions nommées par la Chambre des pairs et par la Chambre des députés pour examiner le projet de notre loi sanitaire ne s'occupèrent pas non plus de la question scientifique, vu qu'elles n'en avaient, disaient-elles, pas été chargées par la volonté royale; elles ne cherchèrent point à s'assurer si le principe de la loi, si le caractère contagieux attribué à la fièvre jaune, existe réellement ou s'il n'existe pas. Elles tinrent son existence pour un fait positif, réel, démontré, et passèrent outre. Et voilà comment la France se trouve sous le poids d'une législation sanitaire exorbitante, cruelle, terrible, qui a coûté si cher au pays et qui ne repose que sur un être idéal, une fiction, une pure chimère.

Voyons comment la vérité est enfin parvenue à se faire entendre.

DES PROGRÈS DE L'OPINION DE LA NON-CONTAGION ET DES RÉFORMES SANITAIRES QUI EN ONT ÉTÉ LA SUITE.

On a vu que la loi du 3 mars 1822 fut votée, malgré tout ce qui avait été publié en Amérique et en Europe en faveur

---

[1] *Histoire médicale de la fièvre jaune*, etc., page IV.

de la non-contagion de la fièvre jaune. Les faits nombreux et authentiques qui appuient cette doctrine furent considérés comme non avenus ; on ne s'en occupa point. On jugea que les mesures de précaution qui nous avaient suffi pendant plus de deux siècles étaient devenues insuffisantes, et qu'on devait se hâter d'en prendre de plus sévères, si l'on ne voulait voir la fièvre jaune envahir le sol de la France et moissonner nos populations. On allait jusqu'à qualifier cette maladie de *fléau nouveau*, dans le but de justifier les mesures nouvelles qu'on voulait lui opposer et qu'on demandait à grands cris.

Les choses en étaient là, lorsqu'en octobre 1822, je revins en France, après avoir voyagé pendant huit années consécutives dans diverses parties du Nouveau-Monde, pour y étudier la fièvre jaune et recueillir des faits propres à faire résoudre, d'une manière définitive, le grand et important problème de la contagion ou de la non-contagion de cette maladie. Le bâtiment sur lequel je fis la traversée de la Guadeloupe au Havre avait patente nette, et nous fûmes néanmoins soumis à une quarantaine d'observation de dix jours. Je trouvai partout l'opinion publique très-prononcée en faveur de la contagion et des mesures sanitaires. Les menaces de MM. les médecins français envoyés à Barcelone étaient encore présentes à la mémoire : ils avaient affirmé et répété mille fois que nous ne pouvions être préservés du fléau qui venait de ravager la capitale de la Catalogne et quelques autres points de l'Espagne, qu'au moyen d'un bon système de lazarets et de rigoureuses quarantaines ; et dès lors le public regardait ces mesures comme indispensables.

Quelques médecins français avaient cependant déjà signalé de graves inexactitudes dans les faits que MM. Bally, François et Pariset invoquaient à l'appui de leur doctrine, et, de leur côté, plusieurs médecins catalans avaient réfuté avec force divers passages du rapport que ces Messieurs avaient adressé à M. le ministre, ainsi que le prouve, entre autres, la protestation suivante, qui est signée par dix médecins respectables de Barcelone.

« Transposant les dates, disent-ils, et peignant comme il

l'a voulu l'histoire de la fièvre qui régna l'an dernier dans le
port, à la Barcelonette et à Barcelone, M. Pariset a été jusqu'à dire (*ha tenido valor de decir*), à la page 28 de la *Relation* qu'il a présentée à S. Exc. le ministre d'État de France,
que le tumulte qu'il y eut à la Barcelonette le 16 août, fut le
résultat de la fatale division entre les médecins. Comme il
n'intervint pas d'autres médecins que ceux qui signèrent le
rapport du 14 août, et que le gouvernement ne consulta ni
la subdélégation de médecine, ni le collége de chirurgie, ni
aucune autre corporation médicale jusqu'au 26 du même
mois, c'est-à-dire dix jours après le tumulte dont il s'agit,
nous nous voyons dans la pénible, mais inévitable nécessité
de dénoncer au tribunal de l'opinion publique de toute l'Europe, MM. Pariset, Bally et François, membres de la commission médicale française, qui ont signé la relation précitée,
comme les auteurs de la plus haute calomnie, et cela, avec
d'autant plus de raison, que MM. Pariset et Bally avaient vu
plusieurs fois et ont en leur possession les pièces justifica-
tives et authentiques sur ce sujet [1]. »

Cette déclaration des médecins barcelonais est assurément
très-significative : elle fait voir à quel point MM. les commissaires ont erré en traçant l'histoire de l'épidémie de Barcelone; mais ayant été publiée dans une langue étrangère,
elle était à peine connue en France, et n'avait pu exercer
aucune influence sur l'opinion publique dans ce pays. Ce
n'est que plus tard, ainsi qu'on va le voir, que l'on a pu juger
du degré de confiance que l'on devait accorder aux faits de

[1] Nos vemos en la dura pero inevitable precision de denunciar á
MM. Pariset, Bally, y François, individuos de la comision medica fran-
cesa, que firman el sobre dicho manifiesto, como autores de la mas alta
calumnia al tribunal de la opinion publica de toda la Europa, y esto con
tanta mas rason cuanto que los señores Pariset y Bally, habian visto
varias veces y tienen en su poder las piezas justificativas y autenticas
sobre este agunto. Barcelona, 24 mayo de 1822.

Francisco Piguillem. — Francisco Salva. — Manuel Durán. — Juan
Lopez. — Salvador Campmany. — Ignacio Porta. — José Calveras. —
Antonio Mayner. — Raymundo Durán. — Buenaventura Sahuc.

(*Periodico de la Sociedad de salud publica de Catalana,* page 373.)

contagion allégués par MM. Pariset, Bally, François et Audouard.

A mon arrivée à Paris, je remis à M. le ministre de la marine des lettres de recommandation qui lui étaient adressées, en ma faveur, par MM. les gouverneurs de nos colonies de la Guadeloupe, de la Martinique et de la Guyane. Ces hauts fonctionnaires, ayant été témoins de mes travaux, exprimaient au ministre tout l'intérêt qu'ils leur avaient inspiré, ainsi que leur opinion sur l'influence qu'ils pouvaient avoir dans la solution si importante et si désirée de la question de la contagion ou de la non-contagion de la fièvre jaune.

M. de Clermont-Tonnerre, qui avait alors le portefeuille de la marine et des colonies, me reçut avec beaucoup de bienveillance, et il m'écrivit quelques jours après que, comme les recherches auxquelles je m'étais livré avec tant de zèle et tant de persévérance intéressaient plus particulièrement M. le ministre de l'intérieur, il lui avait adressé des copies des lettres de recommandation que lui avaient écrites en ma faveur, à lui ministre de la marine, MM. les gouverneurs de nos possessions d'Amérique, « *et j'y ai joint avec plaisir*, ajoutait-il, *ma propre recommandation.* »

D'après cela, j'écrivis à M. de Corbière, qui était alors chargé du département de l'intérieur, pour le prier de vouloir bien m'accorder une audience particulière. Je lui annonçai que je désirais avoir l'honneur de l'entretenir des recherches auxquelles je venais de me livrer dans le Nouveau-Monde, pendant huit années consécutives, dans le but d'éclairer la question de la contagion ou de la non-contagion de la fièvre jaune. Je l'informai en même temps que j'étais dans l'intention de me rendre sous peu dans le Midi de l'Espagne, pour y continuer mes recherches sur l'origine et le mode de propagation de cette maladie. Ma lettre resta sans réponse, d'où je conclus que les recommandations de MM. les gouverneurs de nos colonies d'Amérique ne m'avaient point mis en faveur auprès de M. le ministre de l'intérieur, et que par conséquent tout ce que je pourrais faire dans le but d'éclairer sa religion sur les questions sanitaires serait en pure perte. D'après cela, je me décidai, bien qu'à regret, à entreprendre mon voyage d'Espagne, sans avoir eu l'honneur de voir M. de Corbière et de lui faire connaître dans quelle voie funeste l'administration avait été entraînée touchant le prétendu caractère contagieux de la fièvre jaune.

Je me rendis dans la Péninsule au moment même où une armée française se disposait à envahir ce pays pour y renverser le gouvernement constitutionnel. Toute grave qu'elle était, cette circonstance ne me fit point renoncer à des investigations que je considérais comme indispensables au but que je m'étais proposé. Les recherches auxquelles je me livrai dans le midi de l'Espagne ont été faites, d'une part, depuis Cordoue jusqu'à Cadix, et, de l'autre, depuis Ayamonté, sur le bord de la Guadiana, jusqu'à Canet de Mar, en deçà de Barcelone. Elles embrassent par conséquent les provinces de Cordoue, Séville, Cadix, Malaga, Grenade, Murcie, Valence, l'Aragon et enfin la Catalogne. Je recueillis sur ce vaste théâtre un très-grand nombre de documents authentiques qui démontrent que les faits avancés comme des preuves du prétendu caractère contagieux de la fièvre jaune en Europe sont tous sans réalité, inexacts ou mal interprétés. Je restai près de six mois dans la seule ville de Barcelone [1] pour y vérifier *un à un* les faits qui ont été publiés par MM. Bally, François, Pariset et Audouard, dans le but d'établir que la fièvre jaune y fut importée du Nouveau-Monde et qu'elle est éminemment transmissible. Ici, comme ailleurs, je sapai la doctrine de la contagion dans sa base même, en invalidant les faits sur lesquels elle repose, et je fis voir à quel point des

[1] MM. les membres de la commission médicale ne restèrent dans cette même ville que quarante jours, et encore leurs travaux furent-ils interrompus par la maladie et la mort de l'infortuné Mazet, par la maladie de M. Bally, par les indispositions de M. Pariset, et enfin par la vaste et active correspondance qu'ils entretenaient avec leurs amis de Paris et d'ailleurs. Quant à M. Audouard, arrivé à Barcelone le 23 octobre, il en partit le 20 novembre suivant. Pourquoi mettre tant de précipitation dans une mission si importante, lorsqu'il s'agit d'une question dont la solution entraîne à sa suite d'immenses résultats? C'était certes bien le cas de dire : hâtez-vous lentement.

idées préconçues et l'esprit de système peuvent égarer des hommes éclairés et recommandables sur une question qui intéresse au plus haut degré l'humanité, la science et les relations des peuples entre eux. L'épidémie de Barcelone aurait suffi seule pour faire résoudre définitivement le grand problème de la contagion ou de la non-contagion, et affranchir le commerce des entraves si gênantes et si onéreuses que lui imposent en pure perte les mesures dites sanitaires. Mais, pour cela, il fallait faire de l'histoire et non de la poésie; il fallait rapporter les faits tels qu'ils se sont passés, et ne point les tronquer, les travestir, les dénaturer ou leur substituer des contes populaires et des fictions, ainsi qu'on l'a fait.

Ce n'est point ici le lieu assurément de relever les nombreuses et graves erreurs dans lesquelles sont tombés les honorables membres de la commission médicale envoyée à Barcelone, ainsi que M. le docteur Audouard. Je jetterai seulement un coup d'œil rapide sur quelques-uns des faits capitaux, et je renverrai, pour tout le reste, aux réfutations que j'ai publiées des écrits de ces médecins sur la fièvre jaune qui ravagea Barcelone et quelques autres points de la Péninsule en 1821 [1].

Ainsi, par exemple, suivant MM. les commissaires, le

[1] 1° *Rapport lu à l'Académie royale de médecine, dans les séances des 15 mai et 19 juin 1827, au nom d'une commission chargée d'examiner les documents de M. Chervin, concernant la fièvre jaune.* Édition in-8°;

2° *Examen des principes de l'administration en matière sanitaire, ou Réponse à un discours de M. de Boisbertrand*, etc.;

3° *Examen critique des prétendues preuves de contagion de la fièvre jaune observée en Espagne, ou Réponse aux allégations de M. Pariset*, etc.;

4° *Réponse au discours de M. le docteur Audouard, contre le rapport fait à l'Académie royale de médecine le 15 mai 1827*, etc.;

5° *De la nullité des prétendus faits de contagion observés à Barcelone, en 1821, ou deuxième réponse à M. le docteur Audouard*, etc.;

6° *Dernier examen des prétendus faits de contagion allégués par M. le docteur Audouard dans sa relation de la fièvre jaune qui a régn à Barcelone en 1821.*

28 avril 1821, lors du départ du convoi qu'ils accusent d'avoir infecté la Catalogne, « la fièvre jaune ravageait la Havane avec une férocité qu'on n'avait jamais vue ; elle n'épargnait pas même les Européens acclimatés [1]. » Tandis que, d'après un document authentique qui m'a été délivré par la junte de santé de Barcelone, les vingt et un bâtiments qui arrivèrent dans ce port, du 12 juin au 28 juillet, avaient tous patente nette.[2].

Au rapport de MM. Bally, François et Pariset, la mortalité aurait été très-grande à bord des bâtiments du convoi pendant leur traversée d'Amérique en Europe ; mais un état nominatif officiel des vingt et un de ces bâtiments qui vinrent à Barcelone établit positivement le contraire. (*Ibid.*)

Nos contagionistes officiels ont également prétendu que les bâtiments du convoi firent voile de la Havane avec une patente suspecte qui aurait été échangée à Malaga pour une patente nette ; mais d'après un document officiel, qui m'a été délivré par la junte municipale de santé de Barcelone, les vingt et un bâtiments faisant partie du convoi sorti de la Havane, qui arrivèrent dans le port de Barcelone, apportèrent tous leur patente nette originelle [3].

MM. les commissaires représentent ensuite ces mêmes bâtiments, et particulièrement le brick *le Grand-Turc*, comme d'horribles foyers de contagion, qui frappaient de mort quiconque avait le malheur d'y pénétrer. C'est ainsi qu'ils ont fait périr de la fièvre jaune des familles entières qui n'éprouvèrent pas la moindre indisposition. Telle est, par exemple, celle du capitaine Sagrèras, et beaucoup d'autres personnes que je trouvai en parfaite santé lorsque je visitai Barcelone en 1824 [4]. Eh bien, on rencontre partout la même inexactitude, les mêmes exagérations, dans les récits des honorables membres de la commission médicale. Tous les faits

[1] *Histoire médicale*, etc., page 107.
[2] Voir le *Rapport sur mes documents*, page 50.
[3] *Rapport* cité, page 52.
[4] Persuadés qu'une maladie contagieuse doit causer de toute nécessité une grande mortalité, MM. les commissaires ont partout exagéré le nombre des morts à un très-haut degré.

capitaux relatifs à l'origine et au mode de propagation du
fléau qu'ils avaient à décrire, ont été tronqués, travestis,
dénaturés de la manière la plus étrange.

Ainsi, par exemple, sept ou huit rapports officiels, et divers autres documents authentiques, attestent que le fond
du port de Barcelone et la plage adjacente présentaient, en
1821, beaucoup de matières organiques en état de putréfaction, qui exhalaient une odeur des plus infectes, et disent
en outre que l'eau était fort sale dans cette localité. MM. les,
commissaires soutiennent au contraire que le port de Barcelone était, en 1821, des plus propres et des plus salubres
qui existent. « Jamais, disent-ils, nous n'y avons senti de
mauvaise odeur, et, pour parler le langage de ceux que nous
combattons, nous n'avons jamais soupçonné qu'il y eût là
la plus légère infection ; ajoutons que partout l'eau du port
est claire et limpide [1]... On vous dit que les égouts avaient
de l'odeur à leur embouchure dans les eaux de la mer. Ad-
mirable découverte sans doute ! Invention merveilleuse ! Des
égouts ont de l'odeur ! Il faut convenir que le génie a bien
eu à s'exercer pour arriver à ce sublime résultat ! Mais, depuis quand les égouts parfument-ils l'air ? L'ont-ils embaumé
dans les années précédentes, dans les siècles précédents ? Et
si les égouts donnent la fièvre jaune, pourquoi n'apparaît-
elle point tous les étés dans toutes les villes de l'univers ?...
(P. 190.) Nous le répétons avec la plus entière confiance,
ajoutent MM. Bally, François et Pariset, toutes ces petites
fictions sur les émanations du port, sur celles d'un ruisseau ;
toutes ces petites ressources suggérées par l'amour-propre
et l'intérêt, adoptées par la légèreté, et soutenues par l'im-
posture, se taisent et s'évanouissent devant le grand fait de
l'importation de la fièvre jaune d'Amérique en Europe : fait
de la publicité la plus solennelle, fait fondamental, manifeste,
incontestable, si souvent reproduit depuis vingt-trois années,
et, cette année 1821, avec des circonstances qui le rendent
supérieur au doute et à l'objection. » (P. 138.)

Voilà comment MM. les commissaires s'exprimaient sur

[1] *Histoire médicale*, etc., page 7.

une haute question d'humanité et de science, et sur les hommes éclairés qui n'adoptaient point leurs théories erronées.

Pour MM. Bally, François et Pariset, « la Barcelonette est une des villes les plus ventilées de l'univers, et tout concourt à la faire considérer comme une des plus saines[1]... Le sol, ajoutent-ils, est une roche granitique, qui ne permet point aux eaux d'y séjourner[2]. » Tandis que le creusement des puits a démontré que ce prétendu sol granitique est tout simplement du sable jusqu'à plus de quarante pieds de profondeur[3].

Ainsi les objets les plus matériels changeaient de forme et de nature sous la plume de ces célèbres contagionistes, qui n'ont malheureusement vu les faits qu'à travers le prisme de leurs illusions. Dominés par l'idée que la fièvre jaune avait été importée de la Havane dans le port de Barcelone, qu'elle était éminemment contagieuse, ils ne virent plus que des transmissions de la maladie par contagion. Le fléau ne se montrait nulle part sans y avoir été importé, soit par les personnes, soit par les objets matériels. C'est ainsi qu'ils l'ont fait passer du port dans le faubourg de la Barcelonette, de cette localité dans la ville de Barcelone, et de là dans quelques villages environnants, puis à Fraga, à Canet de Mar, à Salon, à Sitgès, à Tortose, à Palma et à Mahon[4].

La contagion était, aux yeux de MM. les commissaires, le seul moyen de propagation de la maladie. Un établissement quelconque, ou une maison particulière, était-il épargné par l'épidémie, c'est que les habitants avaient eu la prudence de s'isoler rigoureusement. En souffrait-il, c'est parce qu'on avait eu des communications avec des personnes ou avec des objets infectés. Il n'y avait rien de réel dans ces assertions; n'importe, elles étaient mises en avant avec cette assurance qui commande la conviction pour quiconque n'est point en

[1] *Histoire médicale*, etc., page 150.
[2] *Rapport à M. le ministre*, première partie, p. 12.
[3] *Rapport sur mes documents.*
[4] Toutes ces allégations se trouvent réfutées dans l'*Examen des principes de l'administration en matière sanitaire*, de la page 46 à la page 90

mesure de vérifier les faits, et ce système fort commode était invariablement suivi.

MM. les membres de la commission médicale étaient tellement persuadés qu'il y avait un danger éminent à approcher des individus atteints de la fièvre jaune, qu'ils ont fait mourir de cette maladie, en 1821, plusieurs médecins de Barcelone, que je retrouvai trois ans plus tard dans cette même ville, où ils m'assurèrent n'avoir jamais éprouvé le moindre symptôme de cette affection [1].

MM. les commissaires sont tombés dans les mêmes exagérations en parlant des confesseurs qui, suivant eux, couraient le plus grand danger, parce que le secret de la confession exigeait qu'ils se trouvassent placés « sous le courant des émanations délétères sortant des profondeurs de la poitrine des mourants [2]. » Il y a plus : la municipalité de Barcelone publia, en 1822, un tableau des prêtres et des religieux qui moururent dans les différentes paroisses et dans les divers couvents, après avoir donné des soins aux malades de l'épidémie [3]. Dans le but de prouver que les confesseurs firent de grandes pertes, parce qu'ils étaient obligés de se trouver « sous le courant des émanations délétères sortant des profondeurs de la poitrine des mourants », MM. Bally, François et Pariset ont reproduit ce tableau dans leur *Histoire médicale*, p. 495 ; mais ils ont oublié deux paroisses et deux couvents dont les confesseurs, quoique pleins de zèle, n'eurent pas un seul mort. Cette omission, très-involontaire sans doute, prouve à quel point étaient portées les préoccupations de MM. les envoyés du gouvernement, et le degré de confiance que peuvent mériter les faits qu'ils rapportent en faveur de leur système. Voilà pourtant sur quelles bases repose notre législation sanitaire relative à la fièvre jaune !

Il serait beaucoup trop long d'énumérer ici toutes les erreurs graves dans lesquelles sont tombés MM. les membres de la commission médicale ; je n'en signalerai plus qu'une seule,

[1] Tels sont MM. Raymond Duran, Joaquin Barcelo et Ramon Tauler.
[2] *Histoire médicale*, etc., page 495.
[3] Voyez *la Sucinta relacion*, page XXXII.

qui pourra faire juger des autres. Voici le premier fait que ces Messieurs rapportent, dans le but de prouver que « le « miasme producteur de la fièvre jaune réside dans les malades. »

« Le fait le plus simple, disent-ils, le plus dégagé de complication, celui qui démontre le mieux comment, par le contact, la fièvre jaune passe de l'homme qui l'a à celui qui ne l'a pas, c'est le fait qui nous est personnel. Dans l'après-midi du 24 octobre 1821, pour distraire M. Pariset de sa douleur[1], M. Bally lui proposa de faire avec lui une course à San-Gervasio, charmante situation sur le penchant de la montagne. Il s'agissait d'aller voir dans ce village un Piémontais atteint de la fièvre jaune, et que son médecin, frappé de terreur, avait abandonné[2]. M. Bally l'avait déjà visité plusieurs fois. Ce malade, fort avancé dans la troisième période, était tout en sueur. M. Bally le toucha longtemps et à plusieurs reprises; M. Pariset ne fit qu'interroger le pouls. Avant de sortir de l'appartement, M. Bally sentit tout à coup un prurit insupportable qui rampait le long du bord interne du doigt médius gauche, côté avec lequel il avait tâté le pouls. Après avoir frotté le doigt à diverses reprises, sans attacher alors aucune importance à ce phénomène, il demanda de l'eau pour se laver les mains; mais l'eau ne fit aucunement disparaître cette démangeaison insupportable, qui dura quelques minutes, et disparut ensuite d'elle-même. La nuit suivante, tous deux, au milieu de leur sommeil et à peu d'heures l'un de l'autre, ils furent saisis par des symptômes alarmants, et brusquement éveillés, l'un par un spasme universel, une suffocation presque mortelle; l'autre par le frisson, la douleur de tête et des lombes, et une envie de vomir fort incommode. Bien que de ces deux maladies l'une ait été fort grave et l'autre fort légère, elles ont eu cependant une similitude marquée dans leur marche et leurs apparences[3]. »

[1] M. Mazet venait de mourir.
[2] Trois amis du malade m'ont assuré à Barcelone, en 1824, qu'il n'avait point eu de médecin avant la première visite que lui fit M. Bally.
[3] *Histoire médicale de la fièvre jaune observée en Espagne*, etc., page 49.

On pensera peut-être que voilà un fait de contagion des plus nets, des plus tranchés et des plus évidents. On va en juger.

Le malade dont MM. Bally et Pariset prétendent avoir reçu la fièvre jaune le 24 octobre 1821 [1], était un officier piémontais nommé Alexandre Schierano, que MM. les membres de la commission médicale ont déclaré de vive voix et par écrit *ne point avoir cette affection et ne pas avoir été victime de la fièvre épidémique qui régnait alors à Barcelone.* Le fait de cette déclaration est établi par trois documents authentiques, dont l'un est émané de la municipalité de San-Gervasio, l'autre de M. Antonio Comas, qui était alcade de ce village en 1821, et le troisième de MM. Charles Audifredi et Joseph Giacomotti, amis, commensaux et camarades du malade, qui reçurent eux-mêmes au consulat de France à Barcelone la déclaration dont il s'agit, des mains de MM. les membres de la commission médicale, et la remirent à la junte de santé de San-Gervasio, qui fit retirer aussitôt les gardes qu'elle avait fait placer devant la porte de la maison où M. Schierano venait de mourir [2].

[1] M. le docteur Audouard, qui visita M. Pariset dans la matinée du 25 octobre, a publié que ce médecin « ne fut point malade, et qu'il en fut « quitte pour la peur. » (*Relation historique et médicale*, etc., page XXIX.) Deux médecins de Barcelone, qui allèrent aussi voir M. Pariset à la même époque, m'ont aussi assuré qu'il n'eut point la fièvre jaune.

[2] Antes del medio dia se sacaron dichas guardias de resultas de uno escrito firmado de los mismos medicos franceses, en que declaraban que el dicho señor Schierano no murió de la epidemia ó fiebre amarilla que se padecia entonces en la ciudad de Barcelona. (Voir le *Document* de M. Comas.)

De resultas (de la declaracion de los señores medicos franceses como el señor Schierano no habia fallecido de la calentura epidemica que se padecia en esta ciudad) se mandó quitar inmediatamente las guardias, y el señor Schierano fué interado en el cimenterio de esta paroquia con mucha pompa y grande concurso de gente sin haberse comunicado la enfermedad á nadie. (Voir le *Document* de la municipalité.)

« Le jour de la mort de M. Schierano, disent de leur côté MM. Audifredi et Giacomotti, un Français, demeurant au premier étage de la maison que nous habitions, crut nécessaire d'engager M. l'alcade à placer des gardes à notre porte pour nous mettre hors de toute communication.

Je signalai au public, en 1827[1] et en 1828[2] que, d'après leur récit, MM. Bally et Pariset auraient reçu la fièvre jaune précisément d'un malade qu'ils avaient eux-mêmes déclaré, de vive voix et par écrit, n'avoir point éprouvé cette maladie, et auraient ainsi mis en défaut l'axiome : *Nemo dat quod non habet.* Seize ans se sont écoulés depuis cette époque, et MM. les commissaires n'ont pas donné un seul mot d'explication sur ce fait vraiment extraordinaire. Comment l'honorable secrétaire perpétuel de l'Académie de médecine, qui a un talent si remarquable pour tout expliquer, a-t-il pu garder le silence dans une circonstance aussi grave ?

Je suis bien loin, assurément, d'accuser MM. les membres de la commission médicale d'avoir voulu déguiser la vérité : leurs souvenirs les auront mal servis : ils avaient sans doute oublié, en 1823, le certificat qu'ils avaient délivré le 5 novembre 1821, pour attester que M. Schierano n'était point mort de la fièvre jaune.

Quelle que fût au reste la maladie qui enleva cet officier, elle ne se communiqua ni à six de ses compatriotes qui habitaient avec lui et lui donnaient des soins assidus, ni à une domestique qui était chargée de faire son lit et d'enlever les matières de ses diverses évacuations, ni à ses amis du dehors qui venaient le voir souvent et sans réserve, ni enfin à aucun des habitants de San-Gervasio. D'après tous ces faits positifs, il faut convenir que, si MM. Bally et Pariset reçurent la fièvre jaune de M. Schierano, comme ils l'affirment, ils furent vraiment malheureux, en venant contracter cette maladie dans l'air pur de la campagne, eux qui, depuis quinze

Dans cette circonstance, nous en appelâmes à MM. les médecins français, qui nous donnèrent un certificat constatant que la maladie qui avait fait succomber M. Schierano n'était pas la fièvre jaune ou l'épidémie de Barcelone ; nous le présentâmes à la junte de santé du lieu, qui fit aussitôt retirer les gardes, et l'on enterra notre camarade avec solennité dans le cimetière de la paroisse. » (Voir leur *Document.*)

[1] Voyez *Examen des principes de l'administration en matière sanitaire,* page 101.

[2] *Examen critique des prétendues preuves de contagion de la fièvre jaune observée en Espagne,* page 197.

jours, vivaient dans le foyer d'infection de Barcelone. Ce serait d'ailleurs le seul cas de transmission de la maladie qu'on aurait observé dans les environs de cette ville ; car tous les autres faits de ce genre qu'on a allégués sont absolument sans réalité, ainsi que je l'ai démontré par des pièces authentiques.

Eh bien ! le fait dont il s'agit est pour MM. les commissaires « le plus simple, le plus dégagé de toute complication, celui qui démontre le mieux comment, par le contact, la fièvre jaune passe de l'homme qui l'a à celui qui ne l'a pas ! » Je l'ai transcrit exactement pour que les Chambres et la France entière puissent juger sur quelles bases repose notre système sanitaire relatif à la fièvre jaune ; et je le donne, de préférence à tout autre, comme un *spécimen* des preuves de contagion rapportées par MM. les médecins français envoyés à Barcelone ; et c'est d'après de pareils faits et sur des preuves semblables que nous avons dépensé cinq millions et demi de francs [1] à construire des lazarets destinés à mettre la France à l'abri de la prétendue contagion de la fièvre jaune, et qu'on a opprimé notre commerce par des mesures sans fondement, ridicules et absurdes.

Après m'être livré pendant près de six mois (du 20 juin au 7 décembre 1824) à des recherches approfondies et très-actives sur l'origine et le mode de propagation de la fièvre jaune qui ravagea Barcelone en 1821, je m'embarquai pour Marseille, où je n'arrivai qu'après une traversée de dix-sept jours, par suite de vents contraires. Le bâtiment sur lequel j'étais avait patente nette, et fut néanmoins soumis à une quarantaine d'observation de quinze jours. Cette circonstance fut une bonne fortune pour moi, car elle me permit de voir l'in-

---

[1] Suivant M. Martin (du Nord), « depuis 1822, époque de l'établissement d'un système sanitaire régulier sur les côtes de l'Océan et de la Manche, l'État a dépensé, pour les lazarets et établissements sanitaires, 4,500,000 francs. » (Rapport sur le budget du commerce et des travaux publics fait à la Chambre des députés le 21 avril 1834, page 1,019 du *Moniteur*.) Or, la ville de Marseille a contribué pour un million aux frais de son établissement sanitaire contre la fièvre jaune, ce qui donne le chiffre de cinq millions et demi.

térieur du lazaret, de ce fameux *palladium* de la santé publique, et d'être témoin de quelques-unes des ridicules et absurdes pratiques qui y sont à l'ordre du jour.

A l'expiration de ma quarantaine, je visitai l'établissement sanitaire que l'on fondait alors aux îles de Pomègue et de Ratonneau, dans le but de repousser la prétendue contagion de la fièvre jaune, et qui était presque achevé, et je ne pus me défendre d'un sentiment pénible en voyant l'emploi que l'on faisait de la fortune publique. Je déplorai vivement l'erreur dans laquelle on avait entraîné le gouvernement, et je m'occupai des moyens d'y remédier et d'arrêter le mal aussi promptement qu'il serait possible. L'administration était trop circonvenue et trop engagée dans son nouveau système des mesures sanitaires, pour qu'on pût espérer de la faire revenir de sitôt à des idées plus justes, fondées sur les résultats de l'expérience et de l'observation. D'après cela, je jugeai que le chemin le plus court pour arriver au but était de faire intervenir les Chambres dans cette affaire.

A mon retour à Paris, en février 1825, j'adressai donc à la Chambre des députés une pétition dans laquelle je demandais l'ajournement de la formation des lazarets projetés, par suite de la loi sanitaire du 3 mars 1822, dans le but de mettre la France à l'abri de la contagion de la fièvre jaune. Je me gardais bien de demander la suppression des mesures sanitaires établies contre cette maladie. C'eût été le moyen de ne rien obtenir; car, ainsi que le disait à la tribune nationale l'honorable M. Hyde de Neuville, qui a combattu avec zèle et avec talent pour la cause que je défends, *les vérités sont comme les fruits, il faut qu'elles mûrissent;* et l'opinion de la non-contagion n'était pas assez avancée. Mais proposer d'ajourner pour quelque temps seulement la formation d'établissements dont nous nous étions passés pendant plus de deux siècles sans nul inconvénient, c'était se montrer peu exigeant, et, par cela même, se préparer des chances de succès. Mais ma pétition ayant été remise trop tard à la Chambre des députés, elle ne fut point l'objet d'un rapport dans la session de 1825.

Je la présentai de nouveau en 1826, et, le 11 mars, la Chambre la prit en considération. Elle pensa que, rien n'étant encore décidé sur la grande question de la contagion ou de la non-contagion de la fièvre jaune, les travaux des lazarets ne pouvaient être suspendus ; mais elle renvoya néanmoins ma pétition à M. le ministre de l'intérieur « en invitant Son Excellence à faire examiner avec soin les nombreuses pièces et documents dont elle était appuyée [1]. »

L'Académie royale de médecine fut chargée de cet examen. Elle nomma, pour y procéder, une commission composée de neuf de ses membres, lesquels s'en adjoignirent neuf autres pour les aider dans cet immense travail, et, le 15 mai 1827, cette commission fit son rapport, dont les conclusions, prises *à l'unanimité* par les dix-sept membres présents à la délibération [2], sont ainsi qu'il suit :

« Après avoir pris connaissance de tous les documents qui lui ont été soumis par M. Chervin ; après les avoir lus, analysés et discutés un à un, pièce à pièce, votre commission pense qu'ils méritent l'attention la plus sérieuse, et qu'ils peuvent influer puissamment sur la solution négative de la question de la contagion de la fièvre jaune, telle au moins que cette question a été entendue et discutée jusqu'à ce jour. En un mot, votre commission est d'avis, pour rentrer dans les termes mêmes de la demande relatée dans la lettre de Son Excellence, que les documents recueillis par M. Chervin sont de nature à motiver l'ajournement, qu'il a demandé dans sa pétition à la Chambre des députés, de la formation des établissements sanitaires projetés d'après la loi du 3 mars 1822, pour mettre la France à l'abri de la contagion de la fièvre jaune. »

Aussitôt que ces conclusions furent connues, M. le ministre de l'intérieur prétendit que l'Académie n'avait point mandat pour s'occuper de la question administrative, et il invita ce

[1] *Moniteur* du 12 mars 1826.
[2] Le dix-huitième membre de la commission, qui était le savant professeur Vauquelin, ne put assister à la délibération pour cause de maladie; mais il pensait absolument comme ses collègues.

corps savant à retrancher des conclusions du rapport sur mes documents tout ce qui est relatif aux lazarets. La commission, au nom de laquelle ce rapport avait été fait, dut prouver à M. le ministre qu'elle n'avait point outrepassé son mandat. Elle établit en effet jusqu'à la démonstration, au moyen d'un résumé très-bien fait de diverses lettres ministérielles, que l'Académie avait été chargée d'examiner les documents recueillis par M. Chervin, pour s'assurer s'ils étaient de nature à motiver l'ajournement de la formation des établissements sanitaires projetés, et *rien de plus* [1].

Le rapport sur mes documents n'ayant été lu à l'Académie de médecine que peu de jours avant la discussion du budget du ministère de l'intérieur, qui eut lieu le 21 mai, il ne put faire supprimer ni diminuer l'allocation de 400,000 francs demandée pour les travaux à faire aux lazarets pendant l'année 1828; mais il provoqua au sein de la Chambre des députés une discussion fort intéressante qui contribua à éclairer l'opinion publique.

Se fondant sur les conclusions du rapport fait à l'Académie royale de médecine sur mes documents, M. Bacot de Romand proposa la suppression des 400,000 francs demandés pour l'érection des lazarets. « Il s'agit de savoir, Messieurs, disait-il, si une dépense, qui pourra s'élever à plusieurs millions, est ou non nécessaire. Elle est de telle nature, qu'elle est indispensable ou tout à fait inutile. Si vous allouez la somme, M. le ministre de l'intérieur doit, sous sa responsabilité, en faire l'emploi; car s'il arrivait qu'après que vous l'aurez votée, M. le ministre ne l'employât pas, par considération pour le rapport qui lui sera fait (sur les documents de M. Chervin), il serait responsable de ce défaut d'emploi d'une allocation que vous auriez votée, etc. »

De son côté, M. Hyde de Neuville s'exprimait ainsi au sujet de l'allocation demandée pour les lazarets : « Lorsque je disais que la fièvre jaune n'était pas plus contagieuse que le mal de tête, on pouvait douter de mon opinion ; mais quand j'ai pour moi toute la médecine des États-Unis et de l'Amé-

[1] Voir le *Journal général de médecine*, cahier de juillet 1827, page 92.

rique du Sud ; quand la Société royale de médecine de Paris a nommé *ad hoc* une commission de dix-huit membres les plus sages et les plus éclairés, et que (ce qui n'est peut-être jamais arrivé en pareille occasion) pas un seul des commissaires ne pense qu'il puisse y avoir de doute, il me semble que c'est là l'évidence, et que nous ne pouvons nous y refuser ; il me semble que la raison et la bonne foi doivent céder devant une démonstration semblable.

« Dans cette position, je demande qu'au moins la Chambre suspende les établissements nouveaux, et qu'elle ne laisse subsister que les 50,000 francs consacrés à l'entretien des anciens établissements, et qu'elle supprime les 350,000 fr. destinés aux établissements nouveaux. Si nous continuons la totalité de la dépense, malgré la décision de la Société de médecine, j'avoue que je ne sais plus comment on pourra arriver à faire connaître une vérité. Celle-là est tellement démontrée, que la Chambre ne peut se dispenser de s'y rendre.

« Il me semble, ajoute l'honorable député, que dans l'état actuel des choses, nous ne devons pas nous engager dans une dépense qui nous mettrait, dans deux ans, dans la nécessité de dépenser encore 4 à 5 millions. Je ne demande pas que l'on détruise les lazarets existants, mais qu'on se borne à les entretenir, et à ne pas exécuter de nouveaux travaux. »

M. le docteur Boin rappelle d'abord à la Chambre qu'il a eu communication des nombreux documents que j'ai recueillis. Puis il ajoute : « C'est sur ces documents, qui ne permettent plus de doute, que je demandai, l'an dernier, le renvoi de la pétition du docteur Chervin à M. le ministre de l'intérieur, avec invitation de consulter sur ce point l'Académie royale de médecine. L'Académie vient de faire son rapport, dans lequel elle reconnaît qu'il n'y a pas lieu à continuer les constructions commencées des lazarets. »

D'un autre côté, MM. Fleuriau de Bellevue, Agier, de Leyval et M. le ministre de l'intérieur, parlèrent en faveur de ces établissements : « Il paraît, disait ce dernier, que tous les médecins ne sont pas encore convertis sur la doctrine qui a prévalu en 1822 ; mais en supposant que nous fussions assez heureux pour qu'il y ait unanimité entre eux, et que je puisse vous annoncer qu'il y a sécurité, le système de construction des lazarets n'en serait pas moins très-utile ; car, dans le cas où nous serions assez heureux pour que nos lazarets ne nous servent plus contre la fièvre jaune, ils nous seraient fort utiles pour nous préserver du choléra-morbus. Ainsi vous voyez qu'il est prudent de persister dans le système des lazarets.

« D'ailleurs, ajoutait M. le ministre, il existe une loi qui a autorisé l'établissement des lazarets, elle ne peut être détruite que par une autre loi ; mais en attendant, il faut que ma responsabilité soit à couvert, et que vous me mettiez à même de faire exécuter cette loi et d'achever les lazarets qui sont déjà très-avancés. »

Tels sont les arguments que M. le ministre faisait valoir pour obtenir les 400,000 francs qu'il avait demandés pour les établissements sanitaires projetés ; mais l'expérience nous a prouvé que les lazarets ne préservent point du choléra-morbus, et que nos Chambres législatives n'ont nullement besoin de loi pour faire cesser des travaux qu'elles jugent inutiles et onéreux pour le pays, ainsi qu'on va le voir.

Si, en 1827, le rapport fait à l'Académie de médecine sur mes documents ne put faire ni supprimer ni diminuer l'allocation demandée pour les lazarets en construction, il n'en fut pas de même l'année suivante. Mes discussions avec nos contagionistes officiels ayant répandu de vives lumières sur le mode de propagation de la fièvre jaune, mes efforts persévérants eurent enfin, en 1828, un résultat avantageux pour les contribuables.

J'adressai à la Chambre des députés une nouvelle pétition contre l'érection des lazarets, en appuyant ma demande de la conclusion du rapport fait à l'Académie royale de médecine sur mes documents. Cette pétition, que je fis distribuer à MM. les membres de la Chambre avant la discussion du budget, et qui fut l'objet d'un rapport des plus favorables et d'un double renvoi à MM. les ministres de l'intérieur et du commerce, produisit un bon effet. Dans sa session de 1828, la Chambre des députés reconnut en principe :

« Que les lazarets, dans les ports de l'Océan, étaient tout à fait inutiles, et par conséquent que les sommes très-considérables qu'on avait déjà employées à leur fondation, et qu'on demandait encore pour les achever, avaient été et seraient dépensées en pure perte... » Elle pensa, d'après cela, « que s'il y avait lieu de laisser les moyens d'achever les constructions de ce genre qui étaient déjà très-avancées, il ne fallait pas du moins accorder ceux d'en commencer d'autres. Elle pensa qu'il devait être fait sur le crédit demandé une réduction qu'elle calcula sur cette base, et qu'elle estima devoir être fixée à 116,000 fr. sur les 400,000 fr. demandés [1]. »

D'après cette décision, le gouvernement ne demanda plus, en 1829, qu'une allocation de 200,000 fr. pour les lazarets en construction, et il n'obtint que la moitié de cette somme, à la majorité de quelques voix seulement ; encore M. le ministre de l'intérieur fut-il obligé d'annoncer à la Chambre des députés qu'il ne demandait cet argent que pour achever des lazarets qui étaient en cours de construction, et que son intention n'était pas d'en faire commencer d'autres [2].

En effet, les travaux considérables que l'on avait déjà exécutés pour la fondation de plusieurs lazarets, tel, par exemple, que celui du rocher de Saint-Nicolas, au bas de la Loire, ont été complétement abandonnés, ce qui a été d'un grand avantage pour le Trésor, sans compromettre la santé publique en aucune manière.

D'un autre côté, à dater de cette époque, la durée des quarantaines d'observation a été en diminuant graduellement. Les pétitions que j'avais adressées à la Chambre des députés contre la formation des lazarets, le rapport de l'Académie de médecine sur le degré d'importance de mes travaux relatifs à la question de la contagion ; celui de l'Académie royale des sciences sur mes recherches touchant la fièvre

[1] Voir le supplément au *Moniteur* du 19 juin 1828.
[2] *Moniteur* du 19 juin 1829.

jaune en général, ainsi que le prix de 10,000 fr. qui me fut décerné, en 1828, par ce dernier corps savant, servirent de texte au commerce de nos places maritimes pour demander la réduction des mesures sanitaires, et l'autorité finit par l'accorder : elle réduisit peu à peu les quarantaines d'observation auxquelles étaient soumises nos provenances d'Amérique, et, en 1835, elle les supprima tout à fait.

En 1833, l'opinion de la non-contagion me paraissant assez avancée, j'adressai à la Chambre des députés une troisième pétition qui a pour titre : *De la nécessité d'une prompte réforme dans notre système et notre législation sanitaire*. Le 12 mars de la même année elle fut renvoyée honorablement, et dans des termes très-pressants, à M. le ministre du commerce et des travaux publics. Je demandais alors ce que je demande aujourd'hui, la suppression des mesures sanitaires relatives à la fièvre jaune, au choléra-morbus, au typhus et à la lèpre, et que le gouvernement voulût bien faire rechercher expérimentalement et de toute autre manière quel est le mode de propagation de la peste.

Peu de jours après le renvoi de ma pétition, un honorable député des Deux-Sèvres engagea M. le ministre du commerce à bien vouloir la prendre en considération à raison de la haute importance du sujet. M. Thiers, qui était alors chargé de ce département, lui répondit qu'il sentait qu'il y avait en effet beaucoup à faire sur ce point et qu'il s'en occuperait. Depuis cette époque, d'importantes réformes ont été introduites dans notre régime sanitaire, et l'on ne peut que féliciter le Gouvernement d'être enfin entré dans la voie des améliorations sur un sujet si digne de toute sa sollicitude, et auquel se rattachent de si hauts intérêts humanitaires et matériels.

Ainsi, par suite d'une ordonnance royale du 4 avril 1835, les navires venant des États-Unis de l'Amérique du Nord avec patente nette ne sont plus soumis à aucune quarantaine d'observation, et les balles de coton venant des mêmes États ne sont maintenant ni ouvertes ni débarquées au lazaret, quel que soit le régime sanitaire sous lequel se trouve placé le navire qui les a portées.

Par une autre ordonnance royale, en date du 11 juin 1835, les dispositions de la précédente sont étendues aux arrivages des Antilles. Ces ordonnances rendent un service immense à notre commerce, surtout pour ce qui regarde les cotons que nous tirons du Nouveau-Monde; car, du 1er septembre 1841 au 31 août 1842, la France a reçu, des États-Unis de l'Amérique du Nord seulement, trois cent quatre-vingt-dix-huit mille cent vingt-neuf balles de coton; la balle est évaluée en moyenne à cent soixante-douze kilogrammes [1]. Et un respectable négociant du Havre m'écrivait, le 30 janvier 1838 : « Les provenances de la Nouvelle-Orléans et de la Havane, à l'époque où la fièvre jaune y régnait, ne furent soumises dans notre port qu'à une quarantaine d'observation de trois à cinq jours, et seulement pour les navires qui n'avaient pas de patente nette. »

Il y a quelques années que ces mêmes bâtiments auraient été envoyés dans un lazaret pour y faire leur quarantaine qui aurait été, pour les provenances de la Havane, de *vingt à quarante jours*, et pour celles de la Nouvelle-Orléans, de *vingt à trente jours* [2].

Une autre ordonnance royale, en date du 15 novembre 1839, supprime les bulletins de santé dont les passagers étaient obligés de se munir, ainsi que le régime de la patente suspecte, et porte que « la quarantaine relative à la patente brute pour les provenances suspectes de la fièvre jaune ne sera plus que de cinq à quinze jours dans les ports de l'Océan et de la Manche, et de dix à vingt jours dans les ports de la Méditerranée.

« Le minimum, y est-il dit, sera toujours appliqué aux navires qui auraient passé au moins quinze jours en mer sans avoir eu, depuis leur départ d'un port infecté, ni morts ni malades, et sans avoir eu aucune communication suspecte pendant la traversée. »

Voilà certainement de grandes améliorations, et l'on ne

[1] *Moniteur* du 19 octobre 1842.
[2] Voir dans *l'Instruction concernant la police sanitaire*, le tableau de la fixation des quarantaines deuxième et troisième classes.

peut trop rendre grâce au ministre qui les a provoquées ; mais elles ne suffisent pas ; l'état présent de la science et de l'opinion publique autorise la suppression complète et immédiate des mesures sanitaires relatives à la fièvre jaune. Cinq, dix, quinze et vingt jours de quarantaine occasionnent encore de bien grandes pertes, dont nous devons affranchir au plus vite notre commerce, qui lutte déjà contre tant de difficultés. En augmentant sans motif les frais de notre navigation, nous servons admirablement nos rivaux, qui possèdent déjà des avantages si marqués sur les divers marchés des Deux-Mondes.

D'ailleurs, les mesures sanitaires donnent souvent lieu à des abus de la part des autorités locales, et ces abus sont toujours au préjudice de notre commerce. Ainsi, un bâtiment arrivé à Marseille, et qui ne devait être soumis qu'à une quarantaine de dix jours, en fit au contraire une de trente, par la faute de l'intendance sanitaire. Cette administration fut, il est vrai, blâmée par M. le ministre du commerce, mais ce blâme ne répara pas le mal. Voici un autre fait.

Le navire *l'Angevin* arrive au bas de la Loire, venant d'Haïti, et l'intendance sanitaire de Nantes l'autorise, à l'unanimité, à purger sa quarantaine à Saint-Nazaire, dans cette rivière. M. le préfet s'oppose à cette décision, et veut envoyer ce navire au lazaret de Lorient, ce qui occasionnerait des pertes considérables de temps et d'argent. Dans cette position, les propriétaires de *l'Angevin* sont obligés de s'adresser à M. le ministre du commerce, qui les autorise sur-le-champ à laisser leur bâtiment à Saint-Nazaire.

Je pourrais citer une foule de faits analogues, qui prouvent que les autorités locales exagèrent souvent les restrictions sanitaires relatives à la fièvre jaune ; mais cela est inutile. Je signalerai seulement un acte, qui n'est certes point en harmonie avec l'état présent de la science, et qui serait plus digne du quinzième siècle que de l'époque où nous vivons : je veux parler du brûlement de tous les effets qui avaient servi aux malades de la corvette *la Caravane*, pendant sa traversée des Antilles à Brest, en 1839.

Ce bâtiment avait eu cent seize hommes de son équipage et quelques passagers militaires atteints de cette maladie, et fut envoyé au lazaret de Tréberon, où il fit une quarantaine de trente-cinq jours. Voici comment M. Bertulus, qui était chirurgien-major de *la Caravane*, rend compte du brûlement dont il s'agit. Après avoir dit que le désarrimage de la cale ne put avoir lieu que quelques jours après l'arrivée de la corvette au lazaret, ce médecin ajoute :

« Je profitai de l'intervalle pour opérer la destruction de tous les objets qui avaient servi aux malades pendant l'épidémie, et je fis rassembler une énorme quantité de matelas, traversins, draps, chemises, etc., que je livrai impitoyablement aux flammes. Nul doute, dit-il, qu'ils ne recélassent les germes de la fièvre jaune, et l'odeur infecte qu'ils répandaient ne justifiait que trop mes appréhensions. Introduire ces objets à Brest, après la quarantaine, eût été, je crois, de la plus grande imprudence, et je ne me souciais nullement de prendre une telle responsabilité. Dans le doute il faut s'abstenir, tel est le précepte que je suivis ; on m'avait laissé libre d'agir comme je l'entendrais, et j'usai largement de la liberté qui m'était accordée [1]. »

Ainsi, en 1839, dans un port de France, un médecin de la marine française livre *impitoyablement* aux flammes une énorme quantité de matelas, traversins, draps de lit, chemises, etc., et pourquoi ? parce qu'il s'est imaginé que ces objets recélaient *sans aucun doute* les germes de la fièvre jaune, attendu qu'ils répandaient, dit-il, une odeur infecte. Mais depuis quand une odeur infecte est-elle une preuve certaine de la présence d'un principe contagieux ? Ne sait-on pas que des émanations d'une grande fétidité sont d'une innocuité parfaite, tandis que d'autres, qui ne portent avec elles aucune mauvaise odeur, sont parfois très-délétères ? D'ailleurs, comment, en 1839, M. Bertulus a-t-il pu croire que le feu soit le seul agent capable de neutraliser ou d'anéantir les *germes* de la fièvre jaune, en admettant que cette maladie possède des germes ?

[1] *De l'Importation de la fièvre jaune en Europe*, page 51.

Ce médecin nous dit : « On m'avait laissé libre d'agir comme je l'entendrais, et j'usai largement de la liberté qui m'était accordée. » Ainsi, la destruction des effets qui avaient servi aux malades de *la Caravane* pendant l'épidémie fut laissée au libre arbitre du chirurgien de cette corvette ; c'est à son discernement, à ses lumières et à son expérience que l'autorité s'en rapporta entièrement pour décider s'il fallait anéantir ou conserver les effets dont il s'agit.

Mais qui a pu accorder à M. Bertulus la liberté dont il a en effet si largement usé? Comme il s'agissait d'une question sanitaire, ce n'a dû être que l'autorité sanitaire, c'est-à-dire le conseil supérieur de santé. Or, comment ce conseil a-t-il pu autoriser un individu quelconque à brûler ou à ne pas brûler, suivant son bon plaisir, une masse considérable d'effets appartenant à l'État et aux infortunés marins de *la Caravane?* Laisser une telle latitude en matière sanitaire, n'est-ce pas confesser hautement l'incertitude où l'on est sur la nécessité des mesures rigoureuses auxquelles on a recours dans l'intérêt de la santé publique ? N'est-ce pas faire l'aveu le plus complet qu'on n'entend rien aux questions qu'on est chargé de résoudre ; qu'on ignore le remède qui convient au mal, et que dans un pareil état de choses, on laisse aux agents subalternes la liberté d'agir comme ils l'entendront, peu importe ?

Le brûlement des effets de *la Caravane* fera sentir à la Chambre, et à M. le ministre du commerce lui-même, à quel point il est urgent de supprimer complétement des mesures qui ne reposent sur rien, qui ne sont bonnes à rien, qui gênent à un haut degré notre commerce, et qui donnent lieu à des abus qui doivent nous rendre la risée de nos voisins d'outre-Manche.

Depuis l'époque où les honorables membres de la commission médicale envoyée à Barcelone effrayèrent l'Europe par leurs publications plus qu'aventureuses sur la prétendue contagion de la fièvre jaune ; depuis l'époque où notre terrible loi sanitaire fut présentée, discutée et votée sous l'empire de la peur, vingt années se sont écoulées, pendant lesquelles la

vérité a fait d'immenses progrès, sa marche a été lente, mais
sûre ; elle a eu à lutter constamment contre des hommes puis-
sants, contre ceux qui disposent des faveurs en tous genres,
des places, des honneurs et des pensions, et, malgré cela, elle
est sortie victorieuse des nombreux combats qu'elle a eus à
soutenir.

Durant cette période, la fièvre jaune a régné fréquemment dans le Nouveau-Monde, plusieurs fois sur la côte occidentale d'Afrique, et une fois dans l'Europe méridionale, à
Gibraltar. Dans ces différentes apparitions, les faits de non-
contagion se sont présentés à l'infini, et je n'en trouve pas *un
seul* qui prouve que cette maladie soit susceptible de se
transmettre de l'individu malade à l'individu sain, d'une manière quelconque. M. Bertulus, qui a fait brûler les effets
des malades de *la Caravane*, nous dit lui-même qu'il a observé la fièvre jaune aussi bien qu'il lui a été possible de le
faire, mais que l'expérience n'a rien pu lui apprendre sur la
question de savoir si la maladie peut ou non se transmettre
d'individu à individu, soit par infection, soit par contagion
immédiate[1]. Le témoignage d'un aussi zélé contagioniste
ne saurait être suspect.

Lorsque la fièvre jaune régnait à Gibraltar, en 1828, je
demandais à M. le ministre de l'intérieur à être envoyé sur
les lieux, et qu'on me fît accompagner par un contagioniste.
Au lieu d'un on m'en donna deux, MM. les docteurs Louis
et Trousseau, et, pendant un séjour de près de cinq mois
dans cette place, j'acquis la ferme conviction que la fièvre
jaune n'y avait point été importée, et qu'elle ne s'y était pas
montrée contagieuse. Mon opinion sur ces deux points était
d'ailleurs partagée par presque tous les officiers de santé de
la garnison, excepté toutefois ceux qui occupaient des places
dans le service sanitaire, tels que MM. les docteurs Pym et
Broadfoot. Mais si je n'observai aucune preuve du caractère
transmissible qu'on attribue à la fièvre jaune, je vis du moins
de quelle manière les faits de contagion se fabriquent de toutes

[1] Voir le *Bulletin de l'Académie royale de médecine*, tome VII,
page 308.

pièces. Je pris même plusieurs fois les ouvriers à l'œuvre, et les forçai sans pitié à renoncer à leur travail de pure création.

Depuis quelques années, plusieurs mémoires intéressants sont parvenus à l'Académie royale de médecine sur la fièvre jaune observée devant la Havane, devant la Vera-Cruz, à Tampico, à la Nouvelle-Orléans et à la Martinique, et ils ne contiennent pas un seul fait qui soit en faveur de la transmission de cette maladie.

D'un autre côté, M. le ministre de la marine ayant bien voulu faire mettre à ma disposition tous les rapports qui lui ont été adressés par les médecins de nos hôpitaux militaires de la Guadeloupe et de la Martinique, depuis 1838, époque où la fièvre jaune se montra de nouveau épidémiquement dans ces colonies, jusqu'au 31 décembre dernier, je me suis convaincu que ces rapports, dont plusieurs sont d'un haut intérêt, ne renferment pas un seul fait qui puisse être favorable à l'opinion de la contagion. Ils en présentent au contraire qui établissent la non-importation et la non-contagion de la fièvre jaune sur les bases les plus solides.

Si c'était ici le lieu, j'exposerais avec détails une multitude de preuves irréfragables, directes et indirectes, qui ne laissent pas l'ombre de doute sur le caractère non transmissible de cette maladie; mais je suis forcé de me restreindre. J'ai d'ailleurs en ce moment sous presse plusieurs écrits, que j'aurai l'honneur de présenter à M. le ministre du commerce, et dans lesquels la non-contagion de la fièvre jaune se trouve aussi nettement et aussi solidement établie qu'aucune vérité en médecine.

Enfin si, malgré les discussions que j'ai soutenues depuis 1827 contre nos plus célèbres contagionistes, que j'ai tous réduits au silence; si, malgré les faits nombreux et authentiques que j'ai consignés dans divers écrits, et ceux que je viens d'exposer sommairement dans cette pétition, le gouvernement conservait encore quelques doutes sur le caractère non transmissible de la fièvre jaune, je vais avoir l'honneur de lui proposer un moyen qui me semble de nature à lever complétement ces doutes. Le voici :

Je m'engage formellement à soutenir *seul* une discussion publique et solennelle contre *tous* les contagionistes qui ont été des conseils en matière sanitaire, depuis l'année 1820 jusqu'à l'époque présente, et qui ont été par conséquent les promoteurs de toutes les mesures désastreuses qu'on a prises chez nous dans le but de mettre la France à l'abri de la prétendue contagion de la fièvre jaune, et du choléra-morbus. Si ces messieurs sont encore convaincus de la prétendue solidité de leur doctrine, il est de leur devoir de les défendre et de chercher à justifier les mesures funestes qu'ils ont fait prendre, au grand préjudice de l'humanité et de la fortune publique et privée. Si, au contraire, les faits nombreux qui ont été produits depuis vingt ans en faveur de la non-contagion, leur ont enfin prouvé qu'ils étaient dans l'erreur en soutenant qu'on peut se préserver de ces deux redoutables fléaux au moyen de cordons sanitaires, de lazarets et de quarantaines, il est encore de leur devoir de le confesser hautement, pour que le gouvernement ne persiste pas plus longtemps dans le funeste système qu'ils lui ont fait adopter.

La discussion que je m'engage ainsi à soutenir *seul* contre *tous* pourrait avoir lieu, soit devant l'Académie des sciences, soit devant l'Académie de médecine, ou bien devant une commission spéciale formée *ad hoc* et composée d'hommes éclairés et indépendants.

Cette discussion roulerait spécialement sur les faits que MM. Kéraudren, Pariset, Bally, François, Audouard, Moreau de Jonnès, Gérardin, etc., ont consignés dans leurs écrits comme autant de preuves du caractère transmissible qu'ils attribuent à la fièvre jaune, et les faits relatifs aux épidémies du midi de l'Espagne seraient l'objet d'une attention toute particulière, vu que ces faits ont puissamment contribué à faire adopter notre loi sanitaire du 3 mars 1822.

Si ma proposition est acceptée et que je sorte victorieux d'une lutte que le nombre et les talents de mes adversaires rendront en apparence si inégale, le gouvernement restera, j'espère, convaincu qu'il peut, sans aucune crainte, supprimer immédiatement toutes les précautions sanitaires relatives à la fièvre jaune, d'autant plus que les modifications qu'il a déjà fait subir à ces mesures, depuis que mes recherches et mes discussions ont éclairé l'opinion publique, sont de nature à le rassurer.

INNOCUITÉ DES RÉFORMES SANITAIRES.

Ainsi que je l'ai déjà dit, à partir de l'année 1828, la durée des quarantaines d'observation alla en diminuant graduellement, et fut enfin réduite, dans les ports de la Manche, de dix à trois jours, sans qu'il en soit résulté le moindre inconvé-'nient pour la santé publique.

Depuis 1835, les navires venant d'Amérique en patente nette ne sont soumis à leur arrivée dans ces ports à *aucune quarantaine d'observation*, et les balles de coton de la même provenance ne sont ni ouvertes ni débarquées au lazaret, *quel que soit le régime sanitaire sous lequel se trouve placé le navire qui les a portées.* Ces importantes réformes firent pousser les hauts cris à la *Gazette du Midi :* « Il était difficile, disait-elle, de préparer en moins de paroles la ruine du commerce français et la désolation de nos ports de mer [1]. » Eh bien ! plus de huit années se sont écoulées depuis que l'ordonnance du 4 avril 1835 fut rendue, et l'on ne cite pas un seul cas d'importation ou de transmission de la fièvre jaune, bien que depuis cette époque ce fléau ait exercé de très-grands ravages dans le Sud des États-Unis et dans les Antilles, et que dans la seule année 1841 nous ayons reçu du Nouveau-Monde 66,325,714 kil. de coton, dont 5,625,714 kil. [2] sont entrés par Marseille. Ce coton, que la *Gazette du Midi* regarde, avec tous les contagionistes, comme *la plus susceptible des marchandises*, n'a pas pu nous apporter les prétendus germes de la fièvre jaune ; et, loin d'être ruiné, notre commerce a prospéré en raison directe de la liberté qu'on lui a accordée, et nos ports se sont enrichis par un mouvement d'affaires toujours croissant. Ainsi, par exemple, en 1835,

[1] *Gazette du Midi* du 24 avril 1835.
[2] Ces chiffres m'ont été fournis par la direction des douanes.

la France ne reçut que 40,210,122 kil. de coton venant d'A-
mérique, et, en 1841, elle en a reçu 66,325,714 kil., et ses
importations en ce genre se sont encore accrues en 1842 [1].

Si la fièvre jaune possédait un principe contagieux ou
transmissible, ainsi qu'on le prétend, comment ce principe
n'aurait-il pas été introduit en France au moyen de cette
énorme masse de lainage (sans parler des pelleteries), qu'on
regarde comme le corps le plus susceptible de s'en pénétrer?
Ainsi, les faits qui ont eu lieu par suite de l'ordonnance
royale du 4 avril 1835, prouvent derechef que la fièvre jaune
ne se propage point au moyen des marchandises.

En effet, depuis cette époque il est entré en France probablement plus de 1,800 balles de coton provenant d'Amérique, et le plus souvent des lieux mêmes où régnait la fièvre
jaune. Ce coton a été livré à la fabrication sans avoir été
soumis à aucune purification quelconque ; il a été touché par
des millions d'individus et dans toutes les saisons de l'année,
sans que cette maladie se soit jamais propagée dans nos
villes manufacturières ni sur aucun point de la France.

Si cette épreuve de plus de huit années consécutives ne
paraissait pas suffisante, je citerais ce qui se passe en Angleterre depuis plus de trente ans. Durant cette longue période,
combien de millions de balles de coton les Anglais n'ont-ils
pas reçus d'Amérique sans les soumettre à aucune mesure sanitaire quelconque! Du 1er septembre 1841 au 31 août 1842,
la quantité de coton importée des États-Unis d'Amérique dans
la Grande-Bretagne s'est élevée à 936,631 balles [2], et, malgré
cette énorme masse de matière susceptible de recéler la contagion, la fièvre jaune n'a jamais régné dans le Royaume-
Uni. Une pareille innocuité est certes bien de nature à rassurer les partisans les plus timorés de la contagion.

D'ailleurs, ce qui s'est passé chez nous depuis l'ordonnance
royale du 15 novembre 1839 tend aussi au même but. Par
suite de cette ordonnance, le régime de la patente suspecte
a été supprimé, et la quarantaine des bâtiments en patente

[1] Voir le *Moniteur* du 19 octobre de la même année.
[2] *Moniteur* du 19 octobre 1842.

brute a été considérablement diminuée, puisqu'elle n'est, le plus ordinairement, que de cinq jours dans nos ports de la Manche et de l'Océan, et de dix jours dans ceux de la Méditerranée. Eh bien! est-il résulté quelque accident de ce grand allégement apporté à notre commerce depuis plus de trois ans? Aucun. Cependant la fièvre jaune n'a pas cessé de régner dans les Antilles durant cette période. Mais depuis trente ans, combien de millions d'individus venant des contrées ravagées par ce fléau ne sont-ils pas entrés librement avec leurs effets et leurs hardes dans les ports de la Grande-Bretagne, sans propager cette maladie dans un seul cas! Une telle expérience est d'un grand poids et doit être prise en considération.

Il reste donc bien établi que la fièvre jaune n'est point transmissible, et que par conséquent l'Europe n'a absolument rien à craindre des prétendus germes contagieux qu'on suppose pouvoir franchir l'Océan, et que les mesures de précaution destinées à repousser ces êtres chimériques sont complétement inutiles. Je vais prouver maintenant qu'en admettant même que la fièvre jaune fût contagieuse, nos mesures sanitaires contre cette maladie seraient encore en pure perte.

NOS MESURES SANITAIRES SONT TOUT A FAIT ILLUSOIRES.

D'abord, quelle est la durée de l'incubation de la fièvre jaune? On ne peut répondre à cette question d'une manière rigoureuse, mais nous savons néanmoins que cette durée a généralement peu d'étendue. Suivant MM. Bally, François et Pariset, « la période d'incubation est extrêmement courte. » D'après leurs propres observations, ces médecins sont portés à penser « qu'elle n'excède pas vingt-quatre heures, et trois jours à la rigueur [1]. » Or, une traversée moyenne des Antilles en Europe étant d'environ quarante jours, si les individus qui sont à bord avaient reçu la contagion avant de

[1] *Histoire médicale de la fièvre jaune*, etc., page 487.

faire voile pour l'Europe, ils ne devraient pas tarder à en ressentir les effets. D'où il suit que la quarantaine à laquelle ils sont soumis à leur arrivée en France est sous ce rapport complétement inutile.

Quant à la quarantaine imposée aux marchandises, à quoi peut-elle servir, puisque celles-ci ne sont ni débarquées, ni aérées, ni purifiées d'aucune manière quelconque? Pense-t-on qu'en restant ainsi à bord quelques jours de plus, les prétendus germes contagieux disparaîtront par le seul fait de cette prolongation de séjour sur le navire? Croit-on que les balles de coton et les ballots de pelleteries qu'on regardait avant la quarantaine comme saturés d'un principe éminemment délétère, seront, au bout de cinq, dix, quinze ou même vingt jours de détention à bord du bâtiment qui les a portés, entièrement dépouillés de tout principe morbifique et par conséquent de l'innocuité la plus parfaite? Il faudrait alors que le mot quarantaine fût un véritable talisman.

Non-seulement les marchandises qu'on regarde comme les plus susceptibles de recéler, de conserver et de transmettre les prétendus germes contagieux ne sont point purifiées dans ces quarantaines dites d'observation, mais le linge et les hardes des personnes qui sont à bord ne le sont pas davantage. Ces objets ne sont pas même mis à l'évent, ainsi que je m'en suis convaincu dans les deux quarantaines que j'ai faites, une au Havre de dix jours, et l'autre à Marseille de quinze: aussi M. le secrétaire du conseil supérieur de santé blâme-t-il une pareille inconséquence, et avec juste raison [1].

On dira peut-être qu'on a vu mainte fois la fièvre jaune éclater à bord des navires pendant leur traversée d'Amérique en Europe. Cela est vrai; mais alors la maladie était produite par un foyer d'infection développé dans le sein même du bâtiment, et, loin de s'éteindre pendant la quarantaine, ce foyer prend au contraire plus d'intensité par suite de diverses circonstances qu'il est inutile d'énumérer. En pareil cas, le seul moyen d'arrêter promptement les progrès du mal est de décharger le navire avec les précautions convenables pour ne

[1] *Rapport adressé à M. le ministre du commerce en août* 1834, page 64.

point compromettre la santé des travailleurs, et de le nettoyer complétement dans toutes ses parties, ce qui ne saurait avoir lieu tant que les marchandises restent à bord.

Enfin, comme il est mille fois démontré que la fièvre jaune ne possède point la faculté de se transmettre de l'individu qui l'a à celui qui ne l'a pas, les quarantaines établies contre cette maladie sont absolument sans objet, et elles peuvent devenir dangereuses en facilitant la formation d'un foyer d'infection à bord des navires. Bien plus, en admettant que cette fièvre fût transmissible, ces mesures seraient encore complétement inefficaces, vu qu'elles ont lieu sans déchargement, sans purification des marchandises ni même des effets à l'usage de l'équipage et des passagers, ce qui est d'une inconséquence flagrante, chose d'ailleurs fort ordinaire dans l'application des mesures sanitaires.

Mais, outre que ces mesures sont de l'inefficacité la plus complète et contre les individus, et contre les marchandises, elles sont éludées très-fréquemment et avec la plus grande facilité, ainsi que je l'ai prouvé récemment devant l'Académie royale de médecine [1]. Les personnes qui, de nos Antilles, viennent en France, se font débarquer sur les côtes de la Grande-Bretagne, d'où elles se rendent ensuite du Havre à Calais ou à Boulogne sans avoir fait un seul instant de quarantaine. Cet état de choses existe depuis plus de vingt ans, et nous n'avons point eu la fièvre jaune; mais beaucoup de capitaux français sont restés en Angleterre par suite de ces violations des mesures sanitaires. Voilà à quoi servent les entraves que l'on impose à notre commerce dans le but de protéger la santé publique! Il y a plus, depuis que les Anglais ont établi un service régulier de paquebots à vapeur avec les Antilles, les habitants de nos colonies de la Guadeloupe et de la Martinique prennent assez fréquemment la voie de l'Angleterre pour se rendre en France, et éludent encore ainsi la quarantaine. Ils payent, il est vrai, leur passage plus cher, mais ils arrivent plus promptement à leur destination et n'ont

[1] *De l'identité de nature des fièvres d'origine paludéenne de différents*, etc., pages 105 et suivantes.

point de quarantaine à subir ; seulement nos capitaux vont enrichir nos rivaux qui les reçoivent sans redouter la contagion.

Ainsi, dans la supposition même que la fièvre jaune fût contagieuse, comme on l'a répété des millions de fois, d'après la manière ridicule et absurde dont s'exécutent nos mesures sanitaires et la parfaite immunité dont nous avons constamment joui jusqu'à ce jour, nous n'aurions absolument rien à craindre ni des personnes ni des marchandises venant des contrées ravagées par ce fléau, et nous devrions supprimer sans délai des mesures qui ne servent absolument à rien et qui sont la source de grands préjudices.

UNE OBJECTION DES PARTISANS DES LAZARETS.

Battus sur tous les points, les partisans des quarantaines soutiennent qu'on doit maintenir ces mesures par des motifs pris en dehors de la science. Ainsi, dans un *Mémoire sur les quarantaines et les pertes qu'elles occasionnent*, présenté à l'Académie des sciences, le 6 mai 1833 [1], M. le secrétaire du

[1] Une chose digne de remarque, c'est que chacune des pétitions que j'ai adressées à la Chambre des députés contre les lazarets et les quarantaines a été suivie d'une chaleureuse défense de ces mêmes établissements, de la part des hauts fonctionnaires de notre administration sanitaire supérieure.

Ainsi, le 11 mars 1826, ma première pétition fut renvoyée à M. le ministre de l'intérieur, et, le 31 mai suivant, M. le directeur des établissements d'utilité publique prononça en faveur des mesures sanitaires un long discours dans lequel il s'exprimait en ces termes :

« Les partisans de l'infection prétendent tirer un parti victorieux des documents apportés par le docteur Chervin. Messieurs, je rends hommage au zèle, au noble dévouement, au désintéressement de ce médecin. Il a sans doute acquis, par ses longs et périlleux travaux, les plus justes titres à l'estime publique et à la bienveillance de l'administration ; mais les éloges que je devais à sa conduite ne peuvent pas changer la nature des preuves qu'il a pu recueillir. J'ai lu, messieurs, ces documents ; j'ai lu du moins tous ceux qui sont écrits en langue française, et, loin qu'ils aient pu changer mon opinion, ils n'ont servi qu'à la changer en conviction absolue. Vous ne sauriez, en effet, messieurs, vous faire une idée exacte de la faiblesse des arguments qu'ils renferment, de l'impuissance des faits

conseil supérieur de santé s'exprime ainsi : « La fièvre jaune ne fût-elle pas contagieuse, et cela fût-il démontré sans réplique, il y aurait encore lieu, dans l'intérêt même du commerce, à établir des lazarets, des quarantaines, des séquestrations, enfin tout ce qui constitue les précautions sanitaires. »

En 1834, M. Martin (du Nord) soutenait de son côté, à la tribune nationale, que « ce ne sont pas les académies qui peuvent décider la question de l'utilité des mesures sanitaires; c'est, disait-il, l'opinion publique éclairée par le temps et une longue expérience, et dans une très-grande partie de la France et de l'Europe, la croyance à la contagion de la peste, de la fièvre jaune et même du choléra, est encore dominante, et l'on ne pourrait, sans répandre la terreur dans nos populations méridionales et sans attirer sur notre commerce des ri-

qui leur servent de base, de la fausseté des conséquences et des offenses faites à la logique dans ces tristes productions de l'esprit de système. »

L'Académie royale de médecine et l'Académie royale des sciences prouvèrent à M. Boisbertrand qu'elles ne partageaient nullement son opinion sur la valeur de ces mêmes documents, dont les partisans de l'infection ont tiré en effet un parti victorieux.

En 1828, j'adressai à la Chambre des députés une nouvelle pétition contre la formation des lazarets projetés, et, dans la séance du 12 juillet, elle fut combattue par M. le baron Hély-d'Oissel, qui était alors vice-président du conseil supérieur de santé. Entraîné sans doute par sa grande prédilection pour ces établissements, cet honorable contagioniste se livra même sur mon compte à des insinuations fort peu charitables*; ce qui n'empêcha pas la Chambre de reconnaître que les lazarets que l'on construisait dans nos ports de l'Océan et de la Manche étaient complétement inutiles, et de refuser par conséquent une partie de l'allocation demandée pour leur formation.

En 1833, je présentai à la Chambre des députés une troisième pétition sur la nécessité d'une prompte réforme de notre législation sanitaire, et, le 16 mars, cette pétition fut renvoyée à M. le ministre du commerce dans les termes les plus favorables.

Le 6 mai suivant, M. le secrétaire du conseil supérieur de santé adressa à l'Académie des sciences le mémoire que j'ai cité plus haut, dans lequel il cherche à prouver par des chiffres que les quarantaines que nous faisons chez nous sont utiles au commerce, parce que, si nous les suppri-

* *Moniteur* du 13 juillet 1828, page 1005.

gueurs intolérables dans les ports de l'Italie et de l'Espagne, renoncer au système qui a été suivi jusqu'à ce jour [1]. »

Un an plus tard M. le ministre du commerce tenait à la même tribune le langage suivant :

« On parle des intérêts commerciaux, et avec raison ; mais vous savez tous ce qui arrive quand l'administration française se relâche de la sévérité de son régime sanitaire, les autres États de la Méditerranée redoublent alors de rigueur à l'égard de notre commerce. Voilà un point que je prie la Chambre de ne pas perdre de vue. Nous ne devons pas oublier que nous ne prononçons pas à nous seuls sur des questions sanitaires ; nous devons respecter les préventions des autres peuples, car lorsqu'on les méprise, elles se produisent en prohibitions. Avant d'adopter des changements, il faut bien peser la balance des inconvénients et des avantages [2]. »

Voyons jusqu'à quel point ces objections son fondées.

Depuis fort longtemps l'Angleterre ne soumet à la quarantaine, pour cause de fièvre jaune, que les navires qui arrivent dans ses ports ayant à bord quelque maladie suspecte, ce qui ne se présente presque jamais, et depuis 1825, ses mesures de précaution contre la peste ont été fort restreintes, et il est certain qu'elles le deviennent de plus en plus chaque

mions, les États du midi de l'Europe, qui sont contagionistes, nous soumettraient à des mesures sanitaires bien plus dispendieuses que celles qui ont lieu dans nos ports. Mais les calculs sur lesquels M. Ségur Dupeyron appuyait une pareille assertion sont loin d'être exacts, ainsi que je l'ai démontré devant l'Académie des sciences ; et c'est depuis ma troisième pétition qu'ont eu lieu les importantes réformes que le gouvernement a opérées enfin dans notre législation sanitaire. Revenu à des idées plus justes, M. Ségur Dupeyron a lui-même proposé, dans deux rapports qu'il a adressés à M. le ministre du commerce, d'utiles modifications à introduire dans notre régime quarantenaire, et il a ainsi, j'aime à le dire, concouru à faire le bien.

Ainsi, l'on voit que chaque fois que j'ai demandé à la Chambre des députés que notre législation sanitaire fût réformée, des fonctionnaires publics se sont élevés contre ma demande, et, malgré cela, la vérité a fait des progrès, et elle en fera encore, j'en suis certain.

[1] *Moniteur* du 25 avril 1834, page 1019.
[2] *Moniteur* du 13 mai 1835, page 1141.

jour ; malgré cela, je ne sache pas que le commerce anglais soit traité avec plus de rigueur que le nôtre dans le midi de l'Europe. J'en dis autant de la Hollande et de la Belgique, où les mesures sanitaires sont aussi presque nulles, ou du moins beaucoup moins sévères que chez nous.

On répond à cela que l'Angleterre ne se trouve pas comme nous en contact immédiat avec les peuples contagionistes, et que par cela même, elle a pu prendre une détermination que nous ne saurions adopter sans nous exposer à de graves inconvénients. Mais par son immense commerce l'Angleterre est en contact avec tous les peuples civilisés, et ses relations commerciales avec l'Italie, l'Espagne, et surtout le Portugal, sont considérables, et, malgré cela, elle n'a pas craint de s'y faire mettre *en patente suspecte* en abolissant en très-grande partie chez elle les quarantaines contre les provenances du Nouveau-Monde et même contre celles du Levant. Mais si, comme on le prétend, la fièvre jaune peut être importée des Antilles dans les Iles-Britanniques, comment ne le serait-elle pas de ces mêmes îles dans les ports du midi de l'Europe ?

On parle de l'Espagne : mais notre gouvernement est beaucoup plus contagioniste que celui de ce pays. En voici une preuve évidente : d'après une décision de la junte suprême de santé du royaume, en date du 24 avril 1817, les provenances des parties de l'Amérique les plus sujettes à la fièvre jaune (des Antilles et de la terre ferme, depuis l'embouchure de l'Orénoque jusqu'au canal de Bahama) ne sont soumises à la quarantaine, dans la Péninsule, que du 1er mai au 31 novembre [1], et d'après le projet du code sanitaire présenté aux Cortès en 1822, elles n'y seraient même soumises que jusqu'à la fin d'octobre seulement [2], parce que les Espagnols savent, par une longue expérience, que cette maladie ne peut se manifester chez eux hors de ces limites. Tandis que la France soumet ces provenances, ainsi que celles

[1] En 24 de abril 1817, etc.
[2] Art. 79. Se reputarán sospechosas, por causa de la fiebre amarilla, desde 1° de mayo hasta fin de octubre, las costas del seno mejicano, etc. (*Proyecto de codigo sanitario para la monarquia española.*)

de l'Amérique du Nord, à la quarantaine pendant toute l'année, pendant les froids les plus rigoureux, et dans nos
ports les plus élevés en latitude. Ici la prévention est bien
certainement de notre côté. Lorsque j'arrivai à Marseille, en
décembre 1824, venant de Barcelone, je fus obligé d'y faire
une quarantaine de quinze jours. Pourquoi? parce que l'intendance sanitaire avait appris que l'Espagne, à dater du
1er novembre, admettait directement dans ses ports les
provenances de l'île de Cuba au lieu de les envoyer se purifier au lazaret de Mahon.

On nous dit que les peuples du Midi prennent contre notre
commerce des mesures rigoureuses dès que nous nous relâ-
chons de la sévérité de notre régime sanitaire : en cela ils en
usent avec nous comme nous en avons usé avec nos voisins
du Nord.

En 1825, l'Angleterre et les Pays-Bas supprimèrent en
grande partie les mesures sanitaires en usage contre les provenances du Levant. Effrayée d'une pareille réforme, la
France menaça ces deux pays d'établir contre eux des quarantaines rigoureuses, s'ils ne se hâtaient de revenir aux
mesures de précaution qui étaient en vigueur chez eux
en 1824 [1]. Pour ne pas être victimes des terreurs de la France,
l'Angleterre et les Pays-Bas obéirent, du moins en apparence ; mais en réalité ils se sont montrés peu sévères et ont
admis les navires venant du Levant avec beaucoup plus de
facilité que nous, et ils n'ont point eu la peste pour cela. Si
la France avait suivi l'exemple de ces deux États éminemment commerçants, les questions sanitaires seraient aujour-
d'hui bien avancées et peut-être résolues complétement ;
car l'expérience est le meilleur maître.

Lorsque, en 1831, le choléra se montra sur les bords de
la Baltique, en Allemagne et dans les Iles-Britanniques, notre
gouvernement prit des mesures rigoureuses contre les provenances de ces pays, et entraîna la France dans des pertes
énormes : qu'y a-t-il d'étonnant que nos voisins du Midi

[1] Voir le *Rapport* fait à ce sujet au conseil supérieur de santé, par
M. le baron Hély-d'Oissel.

nous aient traités plus tard comme nous avions nous-mêmes traité nos voisins du Nord?

On a dit que les mesures sanitaires que nous prenons chez nous exercent une influence morale très-salutaire sur les populations du midi de l'Europe, qu'elles les calment, les rassurent et les tranquillisent. En raisonnant ainsi, on se trompe évidemment. Le meilleur moyen de rassurer les populations comme les individus, c'est de les éclairer, c'est de leur prouver que le danger qu'elles redoutent n'a aucune réalité; qu'il est purement imaginaire. Eh bien ! nos mesures sanitaires produisent un effet absolument opposé. Quand les peuples du Midi voient un pays où la civilisation est aussi avancée qu'elle l'est parmi nous, où les principes de l'économie politique sont familiers et qui est administré par des hommes éclairés, prendre des mesures si dispendieuses, si oppressives, en un mot, si contraires à la fortune publique et privée et à la liberté des citoyens, ils doivent rester convaincus que les maladies qu'on cherche à repousser au prix de tant de sacrifices sont éminemment contagieuses, et par conséquent, grandement à redouter. De là la terreur qui prédispose si fortement à la maladie, la perturbation dans les affaires, l'affaiblissement des liens sociaux et de familles, l'abandon des malades, en un mot, tous les maux que traînent à leur suite l'égoïsme et la peur, et dont la présence du choléra-morbus à Marseille, à Toulon, en Espagne et en Italie nous a donné naguère l'affligeant spectacle.

En temps d'épidémie, rien n'est plus funeste que la croyance en la contagion. Napoléon était bien convaincu de cette vérité, lorsque, pour relever le courage de l'armée, il passait des heures entières à visiter les pestiférés de Jaffa, à leur parler, à les rassurer, et que, « se trouvant dans une chambre étroite et très-encombrée, il aidait à soulever le cadavre hideux d'un soldat dont les habits en lambeaux étaient souillés par l'ouverture d'un bubon abcédé [1]. »

« Comme je n'étais pas du tout convaincu, dit Desgenettes, de la communication très-facile de la maladie sur laquelle on

[1] *Histoire médicale de l'armée d'Orient*, deuxième édition, page 50.

se livrait à toutes les exagérations de la frayeur, je pris un parti. Sachant combien le prestige des dénominations influe souvent vicieusement sur les têtes humaines, je me refusai à jamais prononcer le mot de *peste*. Je crus devoir, dans cette circonstance, traiter l'armée entière comme un malade qu'il est presque toujours inutile, et souvent fort dangereux, d'éclairer sur sa maladie quand elle est très-critique [1]... Ce fut, ajoute Desgenettes, pour rassurer les imaginations et le courage ébranlé de l'armée, qu'au milieu de l'hôpital je trempai une lancette dans le pus d'un bubon et que je me fis une légère piqûre dans l'aine et au voisinage de l'aisselle, sans prendre d'autres précautions que celle de me laver avec de l'eau et du savon qui me furent offerts [2]. » Et voilà comment le général et le médecin en chef de l'armée d'Orient savaient exercer une influence morale salutaire sur l'esprit des braves confiés à leurs soins !

« Heureux, dit le professeur Forget, celui que sa conviction porte à conclure contre l'essence contagieuse de la maladie régnante ! Affranchi de tout scrupule intérieur, il communique sa confiance à ceux qui l'environnent, il leur expose les motifs plus ou moins péremptoires de son opinion personnelle, et, s'il parvient à détruire une appréhension funeste, le mal est à demi-vaincu. Les fastes de la science sont pleins d'exemples qui prouvent tout ce que peuvent la frayeur ou la sécurité pour ou contre les fléaux épidémiques [3]. »

Eh bien ! les pratiques grotesques, ridicules et absurdes de nos administrations sanitaires, de nos quarantaines et de nos lazarets ne peuvent que porter la terreur dans les esprits et accroître la violence du mal. Tout ce qui tend à faire croire à l'existence d'un principe contagieux qu'on assure passer d'un individu à un autre avec une étonnante facilité, devient un puissant auxiliaire des causes morbifiques qui font naître les épidémies.

[1] Ouvrage cité, page 51.
[2] Ouvrage cité, page 87.
[3] *Médecine navale*, tome I, page 370.

Pourquoi les Provençaux, malgré la douceur de leur climat, qui se rapproche de celui des Antilles, souffrent-ils plus de la fièvre jaune dans les régions équinoxiales que les hommes nés sous des latitudes plus élevées, ainsi que l'attestent les docteurs Poupée Desportes[1], Bertin[2], Gestin[3], Lorreyn[4] et une foule d'autres médecins, et que je l'ai moi-même observé pendant mon séjour dans le Nouveau-Monde? Parce que, profondément imbus des idées de contagion qui ont cours dans leur pays, dès qu'ils se trouvent sur le théâtre d'une épidémie, et qu'ils voient la fièvre jaune frapper autour d'eux leurs camarades et leurs amis, la terreur s'empare de leur esprit, leur imagination ardente et exagérée centuple le danger à leurs yeux, et ne tarde pas à les rendre victimes d'un fléau qui les eût épargnés s'il ne les avait trouvés sous l'influence d'affections morales les plus défavorables. Eh bien! tels sont les effets des mesures sanitaires sur l'imagination ardente des peuples du Midi. Si ces mesures leur procurent parfois la quiétude du moment, elles leur préparent des craintes pour l'avenir en les environnant de préjugés et de préventions, en leur faisant croire à l'existence d'un danger qui n'a rien de réel, en un mot, en perpétuant chez eux une erreur funeste à la société.

Enfin, un illustre membre de l'Académie des sciences entend bien autrement que nos défenseurs des lazarets le rôle que la France doit jouer dans la grande question des mesures sanitaires.

« Quant à l'influence morale dont on a parlé, dit M. Gay-Lussac, c'est à la France, dont l'influence est si puissante sur le reste de l'Europe et du monde entier, à donner le premier exemple des réformes reconnues nécessaires dans les règlements des quarantaines, avec la prudence qu'exige une

[1] *Histoire des maladies de Saint-Domingue*, tome II, page 264.
[2] *Moyens de conserver la santé des blancs et des nègres aux Antilles, ou climats chauds et humides de l'Amérique*, page 26.
[3] *Du matelot français considéré comme sujet de l'hygiène navale*, thèses de Paris, 1828.
[4] *Quelques mots sur l'influence des affections morales sur les marins*, thèses de Montpellier, 1831.

pareille matière. Si quelque puissance amie des progrès des lumières ne prend pas l'initiative, il faudra donc rester éternellement dans un *statu quo* vraiment déplorable et condamné par l'expérience des savants modernes [1]. »

C'est ainsi que, le 8 juillet 1833, M. Gay-Lussac répondait, devant l'Académie des sciences, au plaidoyer de M. Ségur-Dupeyron en faveur des quarantaines.

Un point sur lequel les partisans de ces funestes mesures ont beaucoup insisté, c'est que si nous les supprimions chez nous, notre commerce serait soumis à des rigueurs intolérables dans les ports de l'Espagne et de l'Italie, et que, d'après cela, avant d'adopter des changements, il faut bien peser la balance des inconvénients et des avantages. On a produit beaucoup de chiffres dans le but de prouver que les inconvénients l'emporteraient et que, par conséquent, nous devons rester dans le *statu quo* déplorable dont parle M. Gay-Lussac; mais j'ai fait voir, il y a dix ans, devant l'Académie des sciences, que ces chiffres étaient loin de parler le langage qu'on voulait bien leur faire tenir; que les calculs sur lesquels on se fondait reposent sur des bases fausses, qu'ils sont erronés à un haut degré, et n'établissent nullement que notre commerce eût à souffrir des réformes sanitaires que la science autorise, et que les intérêts de l'humanité et les relations des peuples entre eux réclament impérieusement [1].

Mais admettons pour un instant que le chiffre des pertes causées par les quarantaines que nous serions obligés de faire en Espagne et en Italie, si nous supprimions ces mesures chez nous, fût en effet plus élevé que celui des pertes qui résultent des quarantaines faites dans nos ports, cette différence ne tournerait point à notre préjudice, vu que c'est en définitive le consommateur qui supporte les frais dont la marchandise se trouve grevée. Les Espagnols et les Italiens nous imposeraient des quarantaines plus ou moins rigoureuses, et ils en payeraient les frais par l'augmentation de prix que subiraient nos marchandises; nos marins auraient seulement

[1] *Journal des Débats* du 10 juillet 1833.

à supporter les désagréments d'une séquestration plus ou moins longue. Ainsi la grande objection que présentent depuis quelque temps les défenseurs des lazarets se réduit à zéro, et M. Ségur-Dupeyron s'est évidemment trompé lorsqu'il a dit que « c'est de la comparaison entre l'économie procurée par la suppression des quarantaines et de la dépense occasionnée par les quarantaines qu'on nous ferait subir à l'étranger, que doit résulter la décision de l'autorité, et non du plus ou moins de fondement d'une théorie médicale (p. 12). »

Un principe bien simple d'économie politique vient renverser ce raisonnement dont les conséquences obligées sont immorales. Oui, immorales; car on n'a point oublié que ces mesures sont d'une rigueur excessive; qu'elles sont barbares, inhumaines, atroces; qu'elles portent atteinte à la fortune, à la liberté et même à la vie des citoyens, et que, par conséquent, leur maintien ne saurait être justifié que par la plus impérieuse nécessité, et non par « un avantage qui se calcule par francs et centimes », suivant l'expression de M. Ségur-Dupeyron. Loin de lui être subordonnée, la question d'humanité doit dominer celle d'argent, la morale le veut ainsi.

« S'il est de la sagesse des nations, dit le docteur Forget, d'adopter les mesures dictées par la prudence, il est de la science des médecins d'éclairer les nations sur la nature des maux qu'elles redoutent. Qu'un fléau fasse irruption, il est prudent de l'étudier avant de l'admettre à la libre pratique; s'il est réellement contagieux, prenez les précautions nécessaires pour empêcher son extension; mais dans aucun cas on n'a le droit de pousser l'égoïsme social jusqu'à condamner des hommes à périr au sein d'un foyer mortel; et lorsque des faits multipliés ont parlé, lorsqu'il est démontré que la source du mal réside dans l'atmosphère ou dans un foyer isolé, qu'il suffit de purifier ou de détruire, ouvrez vos tristes lazarets, dispersez vos terribles cordons sanitaires, car la société ne gagne rien aux victimes qu'on immole, à l'or qu'on dépense en précautions illusoires qui ne font qu'ajouter un

mal de plus, celui de la terreur, aux maux dont les populations se croient menacées [1]. »

Ce langage d'un médecin éclairé fait voir combien il est
urgent de supprimer nos mesures sanitaires, s'il est démontré
qu'elles ne sont point utiles à la santé publique, et de ne pas
les maintenir un seul instant pour des avantages purement
matériels. Or, toutes les fois qu'une révolution grande et
utile est imminente, c'est à la France à prendre l'initiative,
ainsi qu'elle l'a fait dans d'autres circonstances à jamais
mémorables ; c'est à elle à entrer la première dans la voie des
améliorations, de quelque nature qu'elles soient ; c'est à elle
à vaincre les préjugés qui existent chez nos voisins et nui-
sent aux intérêts généraux des peuples, et non à s'y soumettre
servilement, comme on le voudrait. S'il nous est démontré
que les maladies qui ont donné lieu à notre législation sanitaire ne sont point de nature transmissible, c'est encore à la
France à propager cette importante vérité par tous les moyens
qui sont en son pouvoir, et non à la combattre en prenant
contre ces mêmes maladies des précautions illusoires et absurdes, dont l'expérience a prouvé mille fois et l'inutilité et
les funestes effets. L'argument le plus puissant que nous
puissions employer contre les mesures sanitaires actuellement
en vigueur, c'est de montrer aux peuples du Midi que ces mesures peuvent être complétement supprimées sans le moindre
danger pour la santé publique ; c'est d'admettre librement
dans nos ports, et sans aucune précaution, les provenances des pays où règne la fièvre jaune, et si au bout de quelques années ce fléau ne s'est point manifesté dans nos villes
maritimes, ce fait seul parlera bien plus haut aux yeux des
nations contagionistes que toutes les notes diplomatiques de
nos légations du Midi. C'est ainsi que la France doit répondre aux mesures sanitaires que les États méridionaux pourraient prendre contre notre commerce, et non par des re-
présailles, comme nos administrations le faisaient à l'époque
du choléra ; car cette guerre de quarantaines a le double

[1] *Médecine navale*, tome I, page 367.

inconvénient de nuire au commerce et d'entretenir nos voisins dans une erreur funeste, de les faire croire à l'existence d'un danger qui est sans réalité.

Au surplus, l'expérience que je propose est déjà faite en grande partie. Depuis huit ans nous avons supprimé les quarantaines d'observation auxquelles étaient assujettis les bâtiments arrivant d'Amérique avec patente nette; depuis huit ans, les balles de coton qui nous viennent de cette partie du monde ne sont ni débarquées au lazaret, ni ouvertes, ni purifiées d'aucune manière, « quel que soit le régime sanitaire sous lequel se trouve placé le navire qui les a portées »; notez que nous en recevons environ trois cent mille par an; depuis plus de trois ans nous avons supprimé la patente suspecte et considérablement réduit la quarantaine imposée à la patente brute des mêmes provenances; le plus souvent cette quarantaine n'a été que de cinq jours, au lieu de quinze, vingt, vingt-cinq, trente et même quarante jours qu'elle aurait eus autrefois. Eh bien! quel mal est-il résulté de ces importantes réformes dont on ne peut que féliciter le gouvernement? et cependant la fièvre jaune a été, pour ainsi dire, en permanence dans diverses contrées de l'Amérique, et j'ai fait voir que les quarantaines qui ont lieu sans déchargement et sans purification des navires ne signifient rien, sont tout à fait illusoires, et que certains bâtiments sont même beaucoup plus dangereux à l'expiration de leur quarantaine qu'ils ne l'étaient au commencement, attendu que la décomposition putride des substances contenues à bord va toujours son train, et qu'elle marche même avec plus de rapidité que lorsque ces bâtiments naviguaient.

Ce qui s'est passé dans nos ports depuis huit ans doit convaincre le gouvernement qu'il peut supprimer complétement, et sans aucune crainte pour la santé publique, nos mesures de précaution relatives à la fièvre jaune; et que rien ne saurait motiver l'ajournement de cette grande et utile réforme. Des quarantaines de cinq, dix, quinze et vingt jours portent encore de très-grands préjudices au commerce, et elles peuvent même s'étendre bien au delà de ces limites, si pendant leur durée il meurt quelqu'un à bord, n'importe de quelle maladie.

Quant aux peuples du Midi, ils sont certes bien revenus des terreurs que leur avait inspirées, comme à nous, la fièvre jaune qui ravagea Barcelone en 1821, ou, pour mieux dire, les récits par trop poétiques de ses honorables historiens MM. Bally, François, Pariset et Audouard. Les vives discussions qui ont eu lieu en France sur le prétendu caractère contagieux de cette maladie ont eu du retentissement chez nos voisins, et leur ont prouvé que le danger est loin d'être aussi grand qu'on l'a dit et répété mille fois sous cent formes diverses.

Ainsi, dès l'année 1838, M. le docteur Niles, agent diplomatique des États-Unis près le gouvernement autrichien, obtint de ce gouvernement de très-grandes réformes dans son régime sanitaire concernant les provenances de l'Amérique du Nord [1], et un an plus tard il obtint du gouvernement sarde les mêmes avantages pour le commerce de son pays. Nous verrons plus loin que depuis 1838 l'Autriche a aussi considérablement réduit ses quarantaines relatives à la peste.

[1] Une lettre officielle les expose en ces termes : « Les provenances des États-Unis de l'Amérique Septentrionale munies de *patentes nettes* seront admises de suite à la libre pratique. Celles desdites provenances, en revanche, qui seraient pourvues de *patente tocca* auront à subir une quarantaine de *dix*, ou respectivement de *cinq jours*, selon que les marchandises chargées à leur bord se trouveront appartenir à la catégorie des objets susceptibles ou non susceptibles des atteintes du miasme contagieux.

« Quant aux provenances arrivant en temps d'été avec patente nette, elles seront dispensées de toute quarantaine de réserve. »

En m'annonçant cet heureux résultat, M. Niles s'exprimait ainsi : « Je dois vous dire, monsieur, qu'en discutant cette importante affaire avec les autorités autrichiennes, j'ai eu occasion de m'appuyer fortement sur vos longues et laborieuses investigations dans diverses parties de l'Amérique et dans le midi de l'Espagne ; investigations par lesquelles la non-contagion de la fièvre jaune a été démontrée d'une manière si évidente, et qui ont opéré une si grande révolution dans l'opinion sur ce sujet et ont déjà eu pour effet des modifications si importantes dans le régime sanitaire de la France, en ce qui concerne les provenances de mon pays. »

D'ailleurs, si les importantes réformes que la France a fait subir, depuis huit ans, à sa législation sanitaire n'ont été suivies d'aucune réaction fâcheuse pour notre commerce de la part des États méridionaux de l'Europe, il y a tout lieu de croire qu'il en sera de même de celles que je propose dans cette pétition, puisque l'expérience a déjà prouvé qu'elles seront sans danger.

D'un autre côté, nous avons déjà vu qu'en Espagne, où la fièvre jaune a exercé tant de ravages, les provenances des lieux où règne cette maladie ne sont soumises à la quarantaine que pendant six mois de l'année, tandis que chez nous, qui sommes plus au nord, elles sont assujetties aux mesures sanitaires pendant l'année tout entière, en hiver comme en été ; d'où il suit que nous sommes plus contagionistes que les Espagnols eux-mêmes, et que par conséquent la suppression de nos quarantaines relatives à la fièvre jaune ne saurait donner lieu à aucune réaction de leur part.

Enfin, la présence du choléra-morbus en Espagne et en Italie a modifié à un très-haut degré l'opinion des médecins et des gouvernements de ces pays sur la prétendue contagion de certaines maladies et sur la valeur des mesures sanitaires destinées à en préserver les populations. Cette circonstance est donc de nature à rassurer les États méridionaux sur les réformes que la France ne peut s'empêcher d'introduire dans sa législation sanitaire, si elle veut la mettre en harmonie avec l'état présent de la science, ainsi que le commandent impérieusement la raison, l'humanité et les intérêts matériels des peuples.

Les faits que je viens d'exposer dans le but de prouver qu'il est urgent de supprimer sans délai nos mesures de précaution relatives à la fièvre jaune et de rendre enfin au commerce une liberté dont on n'aurait jamais dû le priver sont positifs, et j'aurais pu en rapporter une foule d'autres non moins concluants, si les bornes étroites d'une pétition ne s'y étaient opposées. Mais, pour faire bien apprécier la valeur de ces faits, qu'il me soit permis de rappeler en peu de mots de quelle manière j'ai procédé dans les investigations qui me les

ont procurés, et par quels moyens j'ai acquis la ferme conviction que la fièvre jaune n'est point contagieuse, et que
par conséquent toutes les mesures que l'on prend dans le
but d'en préserver l'Europe sont en pure perte. On verra que
cette conviction repose sur des bases larges et solides, et
qu'on ne saurait m'accuser de précipitation ou de légèreté
dans la grave question qui nous occupe et à la solution de
laquelle j'ai consacré une grande partie de ma vie.

DE LA MANIÈRE DONT J'AI PROCÉDÉ DANS MES INVESTIGATIONS.

Avant de me rendre dans le Nouveau-Monde pour m'y
livrer à des recherches sur l'origine, la nature et le mode de
propagation de la fièvre jaune, j'avais lu et médité tous les
ouvrages que j'avais pu me procurer sur cette maladie,
sans arriver à aucune conclusion sur la question de savoir
si elle est contagieuse ou si elle ne l'est pas; mais si j'avais
été obligé de me prononcer, je l'aurais fait certainement pour
l'affirmative. Ainsi, en partant d'Europe, je n'avais pas une
opinion préconçue, comme mes adversaires l'ont avancé
dans leurs écrits et du haut de la tribune nationale [1], dans la

---

[1] « Quant à M. Chervin, disait M. Hély-d'Oissel, j'ai lieu de craindre
que, trop préoccupé des opinions qu'il s'était faites avant son départ, il
n'ait cherché à faire prévaloir son système et vu les faits qu'au travers du
prisme de ses illusions. » (*Moniteur* du 13 juillet 1828, page 1105.)
  Notez bien que M. le baron Hély-d'Oissel n'était pas seulement député,
conseiller d'État, mais encore vice-président du conseil supérieur de
santé.
  M. le docteur Robert, de Marseille, allait encore plus loin. « On
sait, disait-il, que le docteur Chervin n'a été en Espagne, comme il
avait été précédemment dans les îles, que dans la seule intention d'y
trouver des preuves contre la contagion, et que les auteurs qu'il a consultés peuvent n'avoir pas toujours été véridiques ni très-impartiaux. »
(*Guide sanitaire des gouvernements européens*, page 268.)
  Le docteur Townsend, de New-York, que M. Pariset prit pour auxiliaire
en 1828, fut encore plus explicite sur le point dont il s'agit. « Ce n'était,
écrivait-il, ni la fièvre jaune, ni le vomissement noir, ni la contagion, que
le docteur Chervin cherchait, mais bien des opinions, des ouï-dire, de
fausses déclarations sous serment, et autre matière qui pût aider à
plonger ce sujet dans une obscurité encore plus grande, ou à donner une

vue d'atténuer les faits nombreux et positifs que j'opposais à leurs vaines allégations.

A mon arrivée à la Guadeloupe, vers la fin de 1814, la fièvre jaune n'y régnait pas ; mais les médecins de cette colonie me communiquèrent avec beaucoup de libéralité tout ce qu'une longue pratique dans les régions équinoxiales leur avait appris sur ce fléau. Lorsque cette maladie se montra ensuite épidémiquement à la Pointe-à-Pitre, dans le printemps de 1816, je me livrai entièrement à son étude. Je recueillis de nombreuses observations aux lits des malades, soit à l'hôpital militaire, soit dans la pratique civile, et, dans l'espace d'environ seize mois, je fis plus de cinq cents ouvertures de cadavres d'individus qui avaient été victimes de cette affection. Je me livrai également à des expériences variées dans le but de connaître le mode de propagation de cette fièvre. Je goûtai et j'avalai même assez souvent la matière des vomissements noirs [1], dans laquelle des médecins ont prétendu que réside le principe contagieux [2]. Enfin, je

couleur plausible à la doctrine qu'il avait déjà épousée (je ne prétends pas dire par quels motifs ou par les ordres de qui) avant d'entreprendre son expédition de Don Quichotte ; *or to give a plausible coloring to the doctrine which (from what motives, or by whose dictation, y do not pretend to say) he had already espoused, before he indertook this Quixotic expedition.* (Voyez *the New-York inquirer* du 4 décembre 1828.)

Voilà par quelles armes les partisans de la contagion, des cordons sanitaires, des quarantaines et des lazarets, cherchaient à me combattre ; mais elles sont venues se briser contre les nombreux documents authentiques que je possède et qui ont assuré à jamais le triomphe de la vérité.

[1] Le rapport de l'Académie royale de médecine, sur mes documents, s'exprime ainsi sur ce fait :

« MM. les docteurs Raiffer et Labarbe, de la Pointe-à-Pitre, à la Guadeloupe, qui ont été témoins des travaux de M. Chervin, certifient que ce médecin a goûté et *bu très-souvent* les matières du vomissement noir contenues dans l'estomac de beaucoup de cadavres ouverts par lui, et dont le nombre s'élevait, en novembre 1817, à environ cinq cents ; et ils ajoutent que ni lui ni ses collaborateurs n'ont jamais éprouvé la plus légère indisposition par suite de cette dégoûtante expérience. » (page 29.)

[2] M. le docteur Audouard, entre autres, soutient « que l'élément contagieux a son foyer dans les voies digestives ; qu'il tire son origine de la décomposition du sang qui se fait dans ces mêmes voies, et qu'il s'échappe

cherchai à m'inoculer la maladie de diverses manières et toujours sans succès.

Je ne fus pas longtemps à me convaincre que l'approche des malades ne présentait aucun danger, en voyant que les médecins qui leur donnaient des soins et leurs amis qui les visitaient sans précaution et leur rendaient tous les services que leur état exigeait, ne contractaient que rarement la maladie, bien qu'ils ne fussent cependant point acclimatés; tandis qu'une foule de personnes, qui n'avaient aucune communication avec les sujets atteints de la fièvre jaune, ne tardaient pas à être victimes de cette maladie : ces observations n'étaient nullement favorables au système de la contagion.

Comme les faits qui établissent que la fièvre jaune n'est point transmissible se présentaient à moi chaque jour, et que je n'en rencontrais pas un seul qui vînt à l'appui de l'opinion opposée, j'en conclus que, dans l'épidémie meurtrière dont j'étais témoin, cette fièvre n'était point communicable de l'individu malade à l'individu sain. En avait-il été de même dans d'autres temps, dans d'autres lieux, sous des latitudes plus élevées, sous des climats différents et des températures variables, comme dans l'Amérique du Nord et le midi de l'Europe ? C'étaient là autant de points que je devais chercher à éclairer par tous les moyens possibles. Pour arriver à ce but, il fallait visiter la plupart des localités du Nouveau-Monde où la fièvre jaune a exercé ses ravages; les examiner avec soin et recueillir les faits capitaux qu'avaient offerts les épidémies antérieures, et enfin faire consigner ces mêmes faits dans des documents irrécusables.

Dans cette vue, je priai d'abord les médecins de la Guadeloupe de vouloir bien me communiquer par écrit le résultat de leur expérience personnelle sur la contagion ou la non-contagion de la fièvre jaune, faisant abstraction complète de tout ce que leurs lectures ou des communications verbales avaient pu leur apprendre sur ce sujet, pour s'en tenir ri-

du corps sous forme gazeuse. » (*Relation historique et médicale de la fièvre jaune*, etc., page 394.)

goureusement aux résultats de leur propre observation. Ces honorables confrères répondirent avec libéralité à mon appel philanthropique, et, pour donner aux communications que j'en obtins toute l'authenticité qu'elles méritent, je fis légaliser les signatures de leurs auteurs par les autorités locales, et celles de ces dernières par les autorités supérieures de la colonie. Je procédai partout de la même manière, dans les possessions françaises, anglaises, hollandaises, danoises, suédoises et espagnoles, tant de la Guiane que des Antilles, et sur l'immense littoral des États-Unis de l'Amérique du Nord, depuis la Nouvelle-Orléans jusqu'à Portland, dans l'État du Maine.

Je recueillis, dans ces longs et pénibles voyages, plus de six cents documents authentiques, dont la plupart me furent délivrés par des médecins qui avaient vieilli au milieu des épidémies de fièvre jaune, et les faits nombreux que ces pièces renferment sont presque tous favorables à l'opinion de la non-contagion ; chose vraiment digne de remarque, si l'on prend en considération que les médecins que je consultais appartenaient à tant de nations et d'écoles diverses, et différaient d'opinion à un haut degré sur une foule de points de doctrine. Cette presque unanimité de témoignages dans une question de cette nature est d'un poids immense ; elle fait voir à quel point les opinions des médecins observateurs, des hommes qui ont vu ce dont ils parlent, l'emportent sur celles de ces théoriciens qui, du fond de leur cabinet, cherchent à faire triompher une idée préconçue en présentant les choses, non telles qu'elles sont, mais telles qu'ils supposent qu'elles devraient être.

Indépendamment des faits qui se trouvent consignés dans les documents authentiques qui m'ont été délivrés avec libéralité par tant de praticiens recommandables du Nouveau-Monde, mes notes particulières en contiennent aussi une multitude de très-importants qui viennent également à l'appui de la doctrine de l'infection, et repoussent formellement le système erroné de la contagion. L'examen rigoureux et réitéré que j'ai fait des diverses localités où la fièvre jaune

s'est montrée, soit entre les tropiques, soit hors de ces cercles, m'a fourni des données précieuses sur l'étiologie de
cette maladie et sur le rôle que joue le *malaria* dans sa pro-
duction ; il m'a convaincu que la présence de plages maré-
cageuses, de lagons, d'eaux stagnantes, n'est nullement
nécessaire pour le développement de cette fièvre, et toute
localité qui exhale du *malaria* peut lui donner naissance
sous certaines conditions déterminées, qui, fort heureusement, ne se présentent que de loin en loin, du moins dans
les régions tempérées.

Ayant d'ailleurs observé le fléau qui nous occupe dans les
régions équinoxiales du Nouveau-Monde, dans l'Amérique
du Nord et dans le midi de l'Europe, j'ai pu apprécier l'influence que le climat et les saisons exercent sur le développement, la marche et la terminaison des épidémies, et les
diverses modifications que l'état météorologique de l'atmosphère imprime à la maladie. Je me suis aussi convaincu par
mes observations personnelles que la fièvre jaune est partout
identique, qu'elle ne présente aucune différence essentielle
dans quelque lieu qu'on l'observe, et qu'elle n'est point une
affection *sui generis*, comme on l'a prétendu, mais seulement le plus haut degré des fièvres intermittentes et rémittentes bilieuses des pays chauds. J'ai établi cette vérité sur
des bases solides, dans un écrit récemment publié ; j'ai fait
voir que, sous beaucoup de rapports, la fièvre jaune est soumise aux mêmes lois que les autres fièvres d'origine paludéenne[1]. Je reviendrai du reste prochainement sur cet important sujet qui forme, sans contredit, une des plus hautes
questions de la médecine, tant sous le rapport philosophique
que sous le point de vue pratique.

Après avoir consacré huit années consécutives à mes recherches dans le Nouveau-Monde, j'ai voyagé deux ans,
pour le même objet, dans le midi de l'Espagne, qui a été si
souvent le théâtre de la fièvre jaune, et partout j'ai apporté
le même soin, la même exactitude, la même impartialité.

[1] Voyez *De l'Identité de nature des fièvres d'origine paludéenne de différents types.*

Mon but étant d'arriver à la vérité, de quelque côté de la question qu'elle pût se trouver, je ne m'inquiétais nullement de la tendance que les faits pouvaient avoir, pourvu qu'ils fussent vrais, et j'ai tout mis en œuvre pour les bien constater.

Je me suis livré surtout à un examen approfondi de ceux qu'on a allégués en faveur de la contagion, et j'ai démontré, par des pièces authentiques, qu'un grand nombre de ces faits sont absolument sans réalité, et que les autres sont tous inexacts ou mal interprétés; car les contagionistes raisonnent souvent : *post hoc, ergo propter hoc.* C'est ainsi que le déplorable système des honorables membres de la commission médicale envoyée à Barcelone a été miné dans ses propres fondements et démoli pièce à pièce, ainsi que je l'ai fait voir précédemment, par quelques citations. Il s'agissait beaucoup moins pour moi de rassembler des faits favorables à la non-contagion que de m'assurer, par tous les moyens possibles, si ceux qu'on a invoqués à l'appui de l'opinion contraire sont vrais ou faux. Quiconque veut élever un édifice solide doit commencer par déblayer complétement le terrain qui doit en recevoir les fondements. Eh bien! c'est ce que j'ai fait dans la grande question de la contagion de la fièvre jaune. J'ai fait justice de tous les récits poétiques et de toutes les fictions plus ou moins ingénieuses qu'on a invoquées avec tant d'assurance à l'appui de l'erreur, et l'erreur s'est évanouie.

En Espagne, comme en Amérique, j'ai eu la précaution de faire revêtir de formes authentiques les nombreux et importants documents que j'ai recueillis pendant deux années de voyages dans ce pays. Cette mesure était indispensable : si je l'avais négligée, mes habiles adversaires n'auraient certes pas manqué de s'inscrire en faux contre les pièces accablantes que j'opposais aux récits fabuleux dont leurs rapports officiels et officieux sont remplis, et qui servaient de bases à leur funeste système. Le fait suivant vient à l'appui de ce que j'avance.

Battus de tous côtés, et par le rapport sur mes documents et par ma polémique incessante, il vint à l'idée de MM. les contagionistes de faire faire, aux États-Unis d'Amérique, une enquête officielle sur la conduite que j'avais tenue dans ce pays, sur mon caractère moral et sur la question de la contagion dans ces mêmes états[1]. Cette enquête eut lieu vers la fin de 1828 et au commencement de 1829, à la demande de M. le ministre de l'intérieur, et d'après des ordres transmis à MM. les consuls de France par M. le ministre des affaires étrangères. Mais dans ce cas-ci, comme dans tant d'autres, mes adversaires jouèrent de malheur.

L'enquête, sur laquelle ils comptaient pour se relever de leur chute, fut entièrement à mon avantage; aussi gardèrent-ils le plus profond silence sur cette malencontreuse affaire, dont je ne fus informé que fort tard, par un de mes amis des États-Unis, qui m'adressa une copie des réponses faites à M. le ministre des affaires étrangères par deux de nos consuls dans ce pays. Eh bien! qui le croirait? ni mes sollicitations réitérées auprès de M. le ministre du commerce, ni le vœu formellement exprimé par la Chambre des députés, le 16 mars 1833[2], n'ont pu amener l'administration à publier, ni à me laisser publier, à mes frais, les documents fournis par l'enquête dont il s'agit; toute la satisfaction que j'ai pu obtenir de l'autorité dans cette affaire, est la déclaration suivante consignée dans une lettre de M. le comte d'Argout, en date du 4 mai 1831.

« Je me plais au reste à reconnaître, m'écrivait M. le ministre, que les résultats des informations qui ont été prises aux États-Unis sont entièrement à votre avantage, et que les témoignages les plus respectables s'accordent à prouver que votre conduite dans ce pays a toujours été honorable, et que vous ne vous êtes point écarté dans vos recherches du

[1] Cette enquête fut provoquée, en grande partie, par des allégations plus qu'inexactes du docteur Gérardin, de Paris, et du docteur Townsend, ancien médecin du bureau de santé de New-York. En 1828 et en 1829, j'ai démontré la fausseté de ces allégations, et leurs auteurs ont gardé le silence.

[2] Voir le *Moniteur* du 17 du même mois, dans lequel se trouve le rapport de M. Mantépin sur ma pétition relative à cette enquête.

respect pour la vérité, ni d'aucun des devoirs d'un médecin consciencieux. »

L'administration ayant, sans le vouloir, fait faire mon éloge par les agents du gouvernement français dans l'Amérique du Nord, et par les médecins et par les Sociétés de médecine de ce pays, ne crut pas devoir le faire connaître au public. Si les informations prises sur mon compte eussent été défavorables, en aurait-il été de même? Du reste, les soins consciencieux que j'apportais dans mes recherches aux États-Unis d'Amérique, je les ai apportés partout, dans les régions équinoxiales du Nouveau-Monde comme dans le midi de l'Europe, et fort heureusement ma conduite publique et privée peut défier hardiment toutes les enquêtes passées, présentes et à venir; que mes adversaires le sachent bien, et ils s'épargneront les désagréments de faire faire de nouveau mon éloge. Ma probité scientifique a été, sans contredit, la première cause de mes succès.

D'ailleurs, si mes travaux ont eu des résultats plus heureux que ceux de mes honorables prédécesseurs, qui, par leurs efforts, ont acquis des droits bien fondés à la reconnaissance publique, c'est parce qu'ils ont été exécutés sur un plan immense, et que j'ai suivi à cette occasion une marche tout à fait inusitée en matière de sciences. Pour éclairer une question médicale, j'ai procédé comme on procède généralement dans les affaires judiciaires, et, par ce moyen, j'ai donné une très-grande force morale à mes recherches, qui, par leur extension, leur unité de plan et leur ensemble, avaient déjà une si grande supériorité sur tout ce qui avait été fait précédemment par les médecins les plus éclairés et les plus recommandables des divers pays d'Europe et d'Amérique.

La meilleure preuve que la marche suivie dans mes investigations est la bonne, c'est le progrès logique de l'opinion en faveur des non-contagionistes à dater du moment où mes travaux ont été connus, progrès d'autant plus remarquables que, dans cette lutte scientifique, j'ai eu pour adversaires le gouvernement lui-même, avec tous les moyens

d'influence qu'il possède, ses honorables conseillers en matières anitaire, hommes très-influents par leur savoir, par leur
position élevée et surtout par la haute protection que leur
accordait l'administration dont ils avaient toute la confiance.
Placés ainsi sous l'égide du pouvoir, ils semblaient être in-
vulnérables. Or, une opinion qui surmonte tant de difficultés,
et qui parvient à se faire jour au milieu de tant d'obstacles, a
certainement la vérité pour base ; l'erreur ne procède pas
ainsi : accueillie avec enthousiasme et sans examen lorsque
les esprits sont profondément émus, ou se trouvent sous l'impression de quelque grande calamité, elle disparaît dès qu'on
vient à se livrer avec calme et persévérance à une apprécia-
tion rigoureuse des faits qui lui servent de base; elle ne saurait résister à l'épreuve d'un examen sévère et approfondi.
Eh bien ! c'est ce qui est arrivé à l'opinion qui regarde la fièvre jaune comme une maladie transmissible.

Lorsque j'ai passé les faits allégués par les contagionistes
au creuset d'une saine critique, toutes les prétendues preuves
de contagion dont leurs écrits sont remplis se sont évanouies
comme l'ombre, malgré la grande célébrité des hommes qui
les avait mises en avant, et la protection toute spéciale que
le gouvernement leur accordait. L'autorité elle-même a été
enfin obligée d'adopter les idées des partisans de l'infection,
après les avoir repoussées avec force pendant longtemps;
après avoir dépensé cinq millions cinq cent mille francs à former des établissements sanitaires destinés à mettre la France
à l'abri de la prétendue contagion de la fièvre jaune, et après
avoir opprimé pendant vingt années notre commerce par de
longues et inutiles quarantaines. Ainsi, ce que je publiai en
juillet 1827 s'est réalisé en grande partie.

« Le règne de l'erreur, disais-je, ne saurait être de longue
durée; la vérité triomphera, et elle triomphera avec d'autant
plus d'éclat qu'on lui oppose plus d'obstacles et de résis-
tance. Les lazarets, que l'on construit aujourd'hui si mal à
propos, ne resteront alors que pour accuser, aux yeux de la
France, ceux qui les ont si inconsidérément conseillés, en effrayant le Gouvernement, les Chambres et le public par le

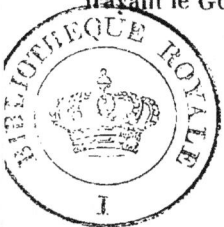

7

récit de faits entièrement erronés.... L'administration s'empressera de revenir sur ses pas, et la France, qui en sera quitte pour les millions employés inutilement depuis cinq ans à l'érection des lazarets, applaudira à ce retour [1]. »

Eh bien! un an ne s'était pas écoulé que la Chambre des députés, éclairée par le rapport fait à l'Académie royale de médecine sur mes documents et par mes discussions avec nos contagionistes officiels, refusait les fonds demandés pour la construction des lazarets dont il s'agit. En formant ces dispendieux établissements sanitaires, le gouvernement avait certainement de très-bonnes intentions; mais il avait eu le tort d'accorder une confiance pleine et entière à des médecins, recommandables il est vrai, mais qui n'ont nullement répondu à la haute mission dont il les avait honorés, qui ont induit le pays dans de graves erreurs au lieu de l'éclairer, comme il était de leur devoir de le faire, en exposant fidèlement les faits dont ils étaient chargés de rendre compte.

Je dois dire ici qu'aucun gouvernement n'a montré autant de sollicitude et fait autant de sacrifices que le gouvernement français pour éclairer le grand problème de la contagion ou de la non-contagion de la fièvre jaune. De 1800 à 1821 inclusivement, quatre commissions médicales ont été envoyées à grands frais [2] par lui dans le midi de l'Espagne pour y observer cette maladie, et les renseignements rapportés par ces mêmes commissions nous ont valu notre terrible loi sanitaire du 3 mars 1822. Ce fait incontestable justifie pleinement ce que l'Académie des sciences disait, en 1828, en parlant de mes efforts persévérants pour démontrer la non-contagion de la fièvre jaune : « Il fallait surtout, disait-elle, en convaincre les gouvernements d'Europe, afin d'affranchir le commerce de précautions inutiles autant qu'onéreuses, et

[1] *Examen des principes de l'administration en matière sanitaire*, etc., page 131.

[2] Suivant M. le docteur Bally, les deux premières commissions coûtèrent seules 100,000 francs. Ce médecin, ayant fait partie de la seconde, a dû être bien informé. (Voyez *Du typhus d'Amérique*, page 13, première note.)

épargner aux nations les frais immenses des établissements sanitaires. Pour atteindre ce but, M. Chervin n'a d'autre mobile que la fervente philanthropie qui l'anime, d'autre moyen que le sacrifice de son patrimoine, d'autre appui que sa force et sa volonté! Disons-le à l'honneur de l'humanité, c'est seulement avec de tels secours que des entreprises de cette nature peuvent s'accomplir; et, en effet, ce qu'un gouvernement puissant espérerait à peine obtenir avec des dépenses considérables, M. Chervin l'obtiendra [1]. »

L'illustre compagnie ne s'est point trompée, j'ai déjà accompli la plus grande partie de ma tâche, et j'ai la plus intime conviction que je l'achèverai, et que, avant peu, les mots *fièvre jaune* seront rayés à jamais de notre législation sanitaire. C'est ce que l'on doit attendre de la bonté de la cause que je défends, de mon active persévérance et de l'administration éclairée qui a déjà opéré, sous ce rapport, d'importantes réformes qui, suivant l'expression pleine de vérité de M. le ministre du commerce lui-même, « intéressent au plus haut degré notre commerce maritime [2]. »

Enfin, il reste bien démontré, par tout ce qui précède, que la fièvre jaune n'est point une maladie contagieuse, et que les mesures de précaution employées jusqu'à ce jour dans le but de s'opposer à sa propagation sont complétement inutiles et doivent par conséquent être supprimées sans délai. Voyons si les moyens mis en usage contre le choléra sont plus efficaces.

INUTILITÉ DES MESURES SANITAIRES RELATIVES AU CHOLÉRA—MORBUS.

Les ravages que ce redoutable fléau a exercés en Europe pendant plus de dix ans prouvent évidemment que les cordons sanitaires, les quarantaines et les lazarets n'en préservent point les populations, et que cette prétendue contagion

[1] *Rapport de la commission nommée par l'Académie des sciences pour décerner les prix de médecine et de chirurgie fondés par M. de Montyon;* M. Magendie, rapporteur.

[2] Voir son *Discours d'ouverture* de la session des conseils-généraux de l'agriculture, du commerce et des manufactures, prononcé le 16 décembre 1841. *Moniteur* du 17 du même mois.

exotique se joue de tous les moyens préventifs que, dans leur sagesse, les contagionistes croient devoir lui opposer.

C'est en septembre 1823 que cette maladie fit son apparition en Europe ; elle se montra dans la ville d'Astrakhan, située près de l'embouchure du Volga, mais elle cessa bientôt après.

Se voyant ainsi menacé par le choléra, « le gouvernement russe demanda à la France les informations qu'elle pourrait lui donner pour repousser cette grande calamité, et, par une décision du conseil supérieur de santé, qu'approuva le ministre de l'intérieur, il lui fut officiellement transmis, au commencement de 1824, un rapport fait au conseil par M. Moreau de Jonnès sur les caractères, les moyens curatifs et hygiéniques, la marche et les progrès du choléra-morbus dans l'Inde et la Syrie[1]. »

Il me semble que, pour se procurer de telles informations, le gouvernement russe aurait agi plus sagement de s'adresser au gouverneur-général des possessions anglaises dans l'Inde qu'à la France qui, jusque-là, n'avait pas eu occasion d'observer le choléra épidémique. La Russie fit dans cette circonstance comme un aveugle qui prierait un autre aveugle de lui servir de guide, et cette erreur lui a coûté cher[2] ; les faits recueillis par les médecins anglais qui avaient observé ce fléau dans l'Indostan étaient de nature à convaincre tout homme sans prévention que cette maladie n'est point contagieuse, et que, par conséquent, les mesures sanitaires ne sau-

[1] *Rapport au conseil supérieur de santé sur le choléra-morbus pestilentiel*, Paris 1831, page 283.

[2] Suivant M. le sénateur Ouvaroff, président de l'Académie des sciences de Saint-Pétersbourg, M. Moreau de Jonnès A FAIT PLUS DE MAL A LA RUSSIE QUE LE CHOLÉRA LUI-MÊME. C'est en parlant à MM. Gaymard et Gérardin, membres de la commission médicale française envoyée en Russie pour y observer ce fléau, que M. Ouvaroff s'exprimait ainsi. Des plaintes se sont même fait entendre à ce sujet jusqu'au sein de l'Académie des sciences de Paris, dans une lettre adressée de Russie à ce corps savant, et lue à sa séance du 24 janvier 1831. Quand on a eu le malheur de mériter de pareils reproches, on devrait au moins, ce me semble, s'abstenir de parler encore de l'efficacité des mesures sanitaires.

.raient en arrêter le cours. C'est d'après ces faits que je publiais, en 1827, en répondant à M. de Boisbertrand : « Pour ce qui est du terrible choléra-morbus de l'Inde, dont M. le commissaire du roi cherche à nous effrayer, il ne peut, sous aucun rapport, motiver l'érection de nos établissements sanitaires projetés[1]. »

Munie du rapport de M. Moreau de Jonnès, la Russie se hâta de mettre en pratique les mesures que conseille ce célèbre contagioniste pour repousser le choléra ; mais elles n'empêchèrent point ce fléau d'éclater, en 1828, à Orenbourg, ville située aux confins de la Russie d'Europe, et de se montrer dans une foule d'autres localités de l'empire des czars. La ville de Saint-Pétersbourg, elle-même, n'en fut point préservée par son triple cordon sanitaire. Toutes les prévisions des contagionistes furent mises en défaut, et, après avoir dépensé des sommes énormes en mesures sanitaires, ruiné le commerce, produit partout la misère, opprimé les populations et donné lieu à de nombreux soulèvements, le gouvernement russe finit par supprimer les cordons sanitaires comme complétement inutiles, et produisant les résultats les plus funestes. Par suite de cette suppression, la tranquillité se rétablit dans le pays, et la maladie diminua ses ravages.

Eh bien ! à quelques variantes près, telle a été l'histoire des mesures sanitaires employées dans toute l'Europe contre le choléra. Partout ces mesures ont été impuissantes contre le fléau qu'elles devaient arrêter ; partout elles ont porté la perturbation dans les affaires et dans les relations sociales, entravé le commerce, répandu la terreur parmi les populations qu'elles devaient préserver, et augmenté ainsi, à un très-haut degré, l'intensité du mal et ses affreux ravages.

On n'a point oublié ce qui s'est passé en Prusse, en Autriche, en Hongrie, en Allemagne, en Angleterre, en Suède, en Danemark, en Hollande, en Belgique, en France, en Espagne et en Italie. Chaque État crut pouvoir se mettre à

[1] *Examen des principes de l'administration en matière sanitaire*, etc., page 125.

l'abri du redoutable choléra, au moyen de cordons sanitaires, de lazarets et de rigoureuses quarantaines. Ces mesures préventives furent partout à l'ordre du jour, et le fléau n'en a pas moins promené son lugubre drapeau sur toute l'Europe, franchissant audacieusement toutes les barrières qu'on cherchait à lui opposer, n'étant arrêté ni par les baïonnettes des soldats, ni par les murs des lazarets, tandis qu'il respectait, au contraire, une foule d'endroits plus ou moins considérables où l'on ne prenait absolument aucune précaution pour s'en préserver.

Ainsi, en France, par exemple, où il n'y a fort heureusement point eu de cordons sanitaires à l'intérieur, où les communications sont restées parfaitement libres, où les malles-postes, les estafettes, les diligences, les bateaux à vapeur et les nombreuses voitures particulières de toutes espèces parcouraient chaque jour librement le pays dans tous les sens, combien n'a-t-on pas vu de départements, d'arrondissements, de cantons, de villes, de bourgs, de villages et de hameaux qui n'ont pas présenté un seul cas de choléra, bien que ces mêmes localités fussent parfois encombrées par les personnes qui fuyaient des lieux en proie à cette maladie! Ainsi, pendant l'épidémie de Marseille, en 1835, Lyon seul reçut plus de dix mille émigrants de cette ville [1], et Lyon n'a point éprouvé le choléra!

Supposons pour un instant que ces localités eussent pris des mesures plus ou moins rigoureuses pour se mettre à l'abri de la prétendue contagion, les partisans des cordons sanitaires et des lazarets se seraient certainement attribué la gloire d'avoir soustrait ces nombreuses populations à la fureur du mal; et pourtant, nous le savons, leur intervention n'aurait eu d'autres résultats que de produire partout la terreur, le trouble et la misère. Ainsi, l'inutilité des mesures de précaution relatives au choléra-morbus est un fait démontré par tout ce qui s'est passé en Europe depuis quinze ans.

« En vain, dit l'honorable et savant professeur Bouillaud,

[1] Monfalcon, *Histoire du choléra asiatique observé à Marseille pendant les mois de juillet et août* 1835, page 20.

les gouvernements ont déployé contre l'invasion de ce fléau dévastateur tout l'appareil de leurs mesures préservatrices ; plus habile qu'eux , le monstre a tout déjoué, comme pour soutenir M. le docteur Chervin dans l'espèce de guerre à mort qu'il a déclarée aux cordons sanitaires[1]. »

D'un autre côté , l'expérience nous a également démontré par des milliers de faits, que les personnes qui, par état, ou pour tout autre motif, approchent le plus immédiatement des cholériques ou de leurs effets, ne sont pas avec exposées à contracter le choléra que celles qui n'ont absolument rien de commun, soit avec les malades eux-mêmes, soit plus les objets à leur usage.

Il suit de ce double fait immense , incontestable et mille fois reproduit, que les mesures sanitaires relatives au choléra-morbus doivent être supprimées et comme inutiles et comme dangereuses. En faisant croire au prétendu caractère contagieux de cette fatale maladie, elles centuplent la terreur causée par l'épidémie ; elles donnent lieu à tous les maux qui résultent de la peur, et ils sont nombreux. Ce qui s'est passé à Marseille et à Toulon en 1833 nous fournit un bien triste exemple des déplorables effets que peut produire la croyance à la contagion, croyance qui est entretenue dans ces deux villes par les pratiques journalières et ridicules de leurs lazarets. Voici, au rapport de l'honorable docteur Monfalcon[2], témoin oculaire, ce qui se passait à Marseille en 1835.

« La terreur était devenue si profonde qu'elle avait éteint , dans un grand nombre de familles , tous les sentiments de la nature et du devoir. Le frère abandonnait son frère, la femme son mari, la mère son enfant ; tout lien d'amitié paraissait rompu , et, préoccupé de l'imminence du danger , chacun ne pensait qu'à soi. On cherchait en vain des serviteurs, très-peu se présentaient, quoiqu'on leur promît de

[1] *Traité pratique, théorique et statistique du choléra-morbus de Paris,* page v.

[2] Ce savant médecin se rendit à Marseille comme président de la commission médicale lyonnaise qui alla au secours des malheureux Marseillais.

gros salaires. Grand nombre de pauvres gens succombèrent,
sans avoir été vus des médecins. Ceux-ci mouraient sans secours sur les chemins; ceux-là dans la rue; d'autres entièrement délaissés dans leurs demeures. Il arriva plusieurs
fois qu'on s'aperçut qu'on n'avait pas vu un voisin depuis
plusieurs jours; on entrait dans sa chambre, et l'on n'y trouvait qu'un cadavre. D'autres fois, c'était une odeur insupportable de putréfaction qui décelait la maladie et la mort
dans un galetas ignoré. Quelques maisons perdirent la totalité de leurs habitants : tous avaient été victimes du choléra [1]. »

Par ce court tableau on peut juger à quel point la terreur,
l'égoïsme et le désordre étaient portés dans cette malheureuse cité. Que l'on compare cet état de choses avec ce qui se
passait à Paris lorsque le choléra y régnait avec la plus grande
violence, et y enlevait jusqu'à onze cents personnes par jour.
On ne vit point, dans cette populeuse capitale, les malades
abandonnés; ils recevaient, au contraire, tous les soins que
leur état exigeait et que les circonstances dans lesquelles on
se trouvait permettaient de leur donner. Pourquoi cette différence? Parce que l'opinion de la non-contagion prédominait
parmi la population parisienne par suite de mes discussions
qui duraient depuis 1827, et que chacun fit son devoir, tandis
que les députés de la France et les ministres eux-mêmes ont
été obligés de flétrir du haut de la tribune nationale la conduite
d'un grand nombre de fonctionnaires publics de Marseille et de
Toulon, qui, pendant les ravages du choléra, en 1835, «abandonnèrent lâchement et indignement » leur poste au moment
du danger, lorsque les besoins de la cité réclamaient impérieusement tous leurs soins, et que leurs malheureux concitoyens étaient en proie à toute la fureur d'un horrible
fléau [2]. Qu'ils étaient loin, ces fonctionnaires, d'imiter le noble
dévouement du poëte Rotrou, qui, étant à Paris en 1650,
apprend que la ville de Dreux, dont il est un des magistrats,
est ravagée par une épidémie meurtrière, vole à l'instant au

[1] Ouvrage cité, page 22.
[2] Voir le *Moniteur* du 22 août 1835.

secours de ses infortunés concitoyens, malgré les conseils de ses amis! « Les cloches sonnent pour la vingt-deuxième personne aujourd'hui, écrivait-il, *ce sera pour moi demain, peut-être.* » Trois jours après, le créateur du Théâtre-Français n'existait plus. (*Biographie universelle*, tome XXXIX [1].)

Oui, je le répète, une maladie réputée contagieuse cause cent fois plus d'effroi qu'une autre maladie tout aussi grave, tout aussi meurtrière, mais qui n'est regardée que comme simplement épidémique. Entretenir sans motif la croyance à la contagion, c'est donc nuire essentiellement à la société; c'est donner lieu à une foule d'actes qui dégradent la nature et déshonorent l'humanité; c'est produire la perturbation et le désordre, éteindre tout sentiment d'humanité dans les âmes pusillanimes, prédisposer les populations à la maladie, et donner lieu à l'abandon des malheureux malades lorsque leur état réclame impérieusement les secours les plus prompts, les plus énergiques, les plus soutenus, en un mot, toute l'assistance de leurs proches et de leurs amis. Et cependant on nous dit que nous devons maintenir les quarantaines chez nous, parce que dans une partie de l'Europe on croit encore à la contagion de la fièvre jaune et du choléra. On n'a pas réfléchi que ce sont précisément les mesures sani-

---

[1] En 1835, M. Consolat, maire de Marseille, était aux eaux de Vichy pour le rétablissemene de sa santé; aussitôt qu'il apprit que le choléra venait d'éclater dans cette ville, il se hâta d'y retourner, et montra, pendant tout le cours de l'épidémie, un noble courage et un dévouement sans bornes. Beaucoup d'autres fonctionnaires marseillais et toulonnais obéirent également au sentiment de leurs devoirs, et se conduisirent dans ces circonstances graves avec un zèle digne des plus grands éloges.

Il en fut de même des médecins non contagionistes, qui restèrent presque tous à leur poste, tandis que beaucoup de médecins contagionistes vinrent augmenter le nombre des émigrants, et abandonnèrent leurs citoyens à leur triste sort.

Cet oubli des devoirs sacrés de l'humanité par les hommes de l'art fut fréquent en Italie, sur cette terre classique de la contagion. « Par délibération de la commission sanitaire (de Gênes), en date de septembre 1835, vingt-huit médecins ou chirurgiens furent interdits dans l'exercice de leurs fonctions », pour avoir abandonné leur poste au moment du danger. (*Journal des Débats* du 13 septembre 1835.)

taires qui entretiennent cette funeste croyance , et que le meilleur moyen de la faire cesser est de les abolir complétement et sans délai.

Si Marseille et Toulon ont plus souffert du choléra que les autres villes de France, et si le désordre y a été infiniment plus grand que partout ailleurs ; il faut l'attribuer aux idées de contagion que les intendances sanitaires de ces deux villes entretiennent dans le public par les pratiques exagérées et ridicules auxquelles elles ont recours dans le but de repousser les prétendus germes contagieux des maladies. En 1833 , M. le docteur Fleury, président du conseil de santé de la marine au port de Toulon, m'écrivait ce qui suit sur leur intendance sanitaire :

« Une maladie se présente-t-elle à bord d'un navire, aussitôt l'inquiétude est semée partout, et de tous côtés on réclame des moyens préservatifs ; cependant cette population est facile à tranquilliser. Plusieurs fois le langage du conseil de santé de la marine, qu'on ne consulte qu'à regret, y a suffi. Je pourrais vous en citer plusieurs exemples où vous verriez des médecins tenir un langage médical rationnel à des avocats , à des marchands d'huile, de savon ou de comestibles, et à des médecins civils de bas aloi, sans les persuader et sans pouvoir les dissuader des mesures onéreuses, même absurdes qu'ils ont arrêtées. »

Ainsi , l'on voit clairement par ce passage que ce ne sont point, comme on le prétend, les populations du midi de la France qui sont difficiles à tranquilliser, mais bien messieurs les intendants de la santé, qui se croient tous beaucoup plus savants en fait de contagion et de précautions sanitaires que tous les médecins du monde.

Enfin , d'après l'expérience acquise sur le choléra-morbus , depuis 1817 jusqu'à ce jour, en Asie, en Afrique , en Europe et en Amérique, et surtout d'après ce qui s'est passé, pour ainsi dire, sous nos yeux dans plusieurs États européens, il est mille fois démontré que les cordons sanitaires les plus serrés , les lazarets à double et triple enceinte et les mieux organisés, et les quarantaines les plus rigoureuses ne préservent point les populations de ce redoutable fléau [1], qui respecte, au contraire, de nombreuses localités, malgré l'absence la plus complète de toutes mesures de précaution, malgré les communications les plus multipliées et les plus directes avec les endroits ravagés par cette affection. D'où il suit que les mesures sanitaires prescrites contre le choléra doivent disparaître sans délai et à jamais de notre législation comme étant complétement inutiles, et de plus extrêmement préjudiciables aux intérêts matériels et moraux de la société.

Voyons maintenant si nos précautions contre le typhus sont mieux fondées.

INUTILITÉ DES MESURES SANITAIRES RELATIVES AU TYPHUS.

Bien que dans certaines circonstances le typhus des hôpitaux, des prisons, des vaisseaux, des armées, etc., devienne transmissible au moyen d'un foyer d'infection provenant d'émanations exhalées par les malades, on n'arrête point sa propagation en séquestrant les individus qui en sont atteints, mais, au contraire, en les disséminant le plus promptement possible, et en entretenant autour d'eux une grande propreté et une bonne ventilation. Des faits nombreux viennent à l'appui de cette vérité.

En 1797, Larrey, étant à Venise, fut chargé d'inspecter deux bâtiments français *la Gloire* et *l'Éole*, à bord desquels régnait le typhus et une excessive malpropreté : « Dans le vaisseau *la Gloire*, cette malpropreté était générale ; une odeur fétide et nauséabonde se faisait sentir dans les batteries, l'entrepont et le gaillard. »

Cet illustre chirurgien « demanda d'abord qu'on évacuât tous les malades de ces deux bâtiments sur les hôpitaux voisins, qu'on débarquât les troupes, et qu'on les établît sous

[1] Suivant M. Moreau de Jonnès, « on obtient, au contraire (contre le choléra), constamment le plus heureux succès des précautions sanitaires qui en préviennent l'irruption ou qui en empêchent les progrès.»(*Rapport au conseil supérieur de santé sur le choléra-morbus pestilentiel* (23 juin) 1831, page 330.)

Voilà comment ce grand contagioniste éclairait le gouvernement qui, pour le malheur de l'Europe, l'avait honoré de sa confiance !

des tentes, près du rivage, dans un lieu salubre. » Cela fait, on nettoya soigneusement l'intérieur des vaisseaux, ainsi que les hardes des matelots et des soldats, et, par ce moyen, on mit un terme à la maladie[1].

Larrey arrêta également une épidémie de typhus qui ravageait les garnisons et les habitants de Palma-Nuova, de Gemmona et d'Osopo : « Je proposai, dit-il, dans mon rapport général, d'évacuer les malades et de faire camper le reste des troupes dans le lieu qui paraîtrait le plus favorable, et qu'on préparerait à cet effet. » Tout cela fut exécuté, ainsi que les mesures de propreté, et le mal cessa[2].

Vers la fin de 1808 et le commencement de 1809, les prisonniers de guerre que l'on conduisait d'Espagne en France répandirent le typhus sur la ligne de leur passage, dans plusieurs de nos départements du sud-ouest. Dans le but de prévenir ce grave inconvénient, « M. le duc de Valmy ordonna que les prisonniers de guerre espagnols ou anglais, avant d'entrer en France, seraient baignés dans la Bidassoa. Chacun d'eux recevait en échange de ses vêtements un bonnet, une chemise, une veste, un pantalon et une paire de souliers. Depuis l'exécution de cette mesure, la contagion ne se développa point de nouveau. »

« Le fait suivant est un autre exemple frappant de l'utilité des bains et de la propreté. A Sarlat, département de la Dordogne, il existait (en 1809) deux hôpitaux. Mme Goulat, supérieure de l'un de ces établissements, ne reçut dans son hôpital des prisonniers malades qu'après les avoir fait tous baigner et changer de vêtements. Sur un nombre considérable, elle n'en perdit que trois, et la contagion ne se communiqua point aux autres malades; tandis que dans l'autre hôpital, où ces mesures ne furent point exécutées, l'on vit la contagion se répandre, et l'on éprouva une mortalité considérable[3]. »

[1] *Mémoires et campagnes*, tome 1, page 140 et suivantes.
[2] Volume cité, pages 147 et 148.
[3] *Rapport sur la maladie qui a régné vers la fin de* 1808 *et le commencement de* 1809, etc., par MM. Geoffroy et Nisten, *Bulletin de la Faculté de médecine de Paris*, tome II, pages 49 et 50.

La salle dite *des consignés* de la prison militaire de Toulouse fut encombrée de malades atteints, pour la plupart, de la fièvre des prisons. M. le docteur Lafont-Gonzi, qui était médecin de cette salle, expose ainsi la manière dont le mal fut arrêté : « Je signalai, dit-il, à l'autorité compétente les progrès du typhus, la nécessité de détruire ses sources, et de placer les malades dans un local plus spacieux ; mes démarches réitérées furent inutiles. Ma salle eut bientôt soixante-quatorze malades, presque tous atteints de la même contagion. Alors seulement on se procura une salle plus vaste. Je parvins à faire désinfecter la prison, renouveler la paille, disperser les prisonniers, etc., et le typhus cessa comme par enchantement [1]. »

En 1830 et en 1833, le typhus éclata, à Toulon, parmi les forçats qui étaient logés à bord des bagnes flottants. De simples mesures hygiéniques arrêtèrent promptement les progrès du mal. « Il a suffi, m'écrivait le docteur Fleury, premier médecin en chef de la marine, de faire sortir les bagnes du port, et de les mouiller en rade pour faire cesser le typhus. Bientôt après une désinfection convenable, d'autres condamnés y ont été logés, et la maladie n'a point reparu..... Nulle localité de terre servant de domicile aux condamnés n'a eu de malades, nul ouvrier libre de l'arsenal communiquant avec les condamnés des bagnes contaminés non-malades n'a été atteint, et la communication des évacués sains sur Saint-Mandrier, confondus avec les condamnés qui y demeuraient depuis longtemps, n'a rien produit qui ait eu l'apparence de la contagion, quoique parmi ces évacués l'incubation ait encore offert, pendant une vingtaine de jours, des malades. Ils avaient pris, à bord des bagnes flottants, la raison de la maladie qui devait les atteindre. »

« J'étais à Toulon, dit M. Souty, chirurgien-major de la marine, lors du typhus des bagnes flottants, en 1833. La maladie était meurtrière ; elle nécessita l'enlèvement des hommes du foyer d'infection ; mais on ne les admit pas à l'hôpital du

[1] *Caractères propres, préservatifs, et remèdes des contagions pestilentielles*, etc.; Toulouse, 1824, page 67.

bagne : on les envoya à Saint-Mandrier, non par crainte de
contagion, puisque les communications avec la ville restaient
libres, mais parce que tous ces forçats atteints de typhus,
étant transportés en grand nombre dans les salles où l'on recevait beaucoup d'autres malades, auraient pendant quelque
temps établi, formé un véritable foyer d'infection, résultat
de l'encombrement[1]. »

L'encombrement est en effet un puissant moyen de vicia-
tion de l'atmosphère. « Dupuytren nous dit qu'il a eu fréquemment occasion de constater qu'autant de temps que,
dans une salle confiée à ses soins, le nombre des malades
n'excédait pas deux cents, l'air n'avait rien qui repoussât
l'odorat, rien qui altérât la marche naturelle des maladies;
mais si, par l'effet de circonstances impérieuses qui se sont
fréquemment reproduites en 1814 et 1815, ce nombre venait
à être élevé de deux cents à trois cents, ou seulement à deux
cent cinquante, à deux cent quarante, deux cent trente, et
quelquefois même à deux cent vingt, l'air éprouvait aussitôt
une altération annoncée par une odeur désagréable, nauséabonde, qui s'attachait aux malades, à leurs vêtements de
corps et de lit, et jusqu'aux murs de la salle. Ce changement
dans les qualités de l'air, qui n'était d'ailleurs sensible qu'à
l'odorat, devenait le signal infaillible de l'apparition de la
pourriture d'hôpital et de fièvres de mauvais caractère. Que
si, par l'effet de circonstances opposées, le nombre des malades venait à être ramené, par degrés, à deux cents, on
voyait, par degrés aussi, s'affaiblir et disparaître l'odeur nauséabonde de l'air, la pourriture d'hôpital et les fièvres de
mauvais caractère.

« Un fait plus étonnant encore, ajoute Dupuytren, est que
cinq ou six malades ont suffi plus d'une fois pour rompre le
juste rapport qui doit exister entre la capacité d'une salle et
le nombre des malades, et pour faire paraître et disparaître
successivement les altérations de l'air et les effets que nous

[1] *Lettre relative à la fièvre jaune et à la possibilité de son importation en Europe, adressée à M. Bertulus, chirurgien de la marine au
port de Toulon*, page 19.

venons d'indiquer. Or, continue ce grand chirurgien, il existe
des exemples bien avérés qu'à cette époque plusieurs, personnes ont porté soit dans leur domicile, soit dans le domicile d'autrui, le germe de la maladie qui régnait dans les
salles infectées [1]. »

M. le docteur Marcet a fait, à dessein, la même expérience
dans un hôpital de Londres : il a rendu le typhus transmissible à volonté, en augmentant ou en diminuant le nombre
des malades dans les salles [2].

Ainsi, pour arrêter une épidémie de typhus, tout le secret
consiste à disséminer promptement les malades et les bien
portants; à faire cesser l'encombrement, et à rétablir la propreté et une bonne ventilation. Or, pour cela, l'on n'a besoin
ni de cordons sanitaires, ni de lazarets, ni de quarantaines;
des faits nombreux établissent cette vérité sur les bases les
plus solides; et cependant nos intendances de santé soumettent à la quarantaine les bâtiments qui viennent des pays où
règne le typhus, ou même une simple fièvre typhoïde.

On fit faire, il y a trois ou quatre ans, au lazaret de Tromp-
Loup, près de Bordeaux, dix jours de quarantaine à trois
navires venant du Sénégal avec des patentes de santé, qui
déclaraient qu'on avait observé dans le pays une fièvre typhoïde. « Cette mesure me sembla d'autant plus absurde, dit
le médecin de cet établissement, que quelques jours avant
l'arrivée de ces navires, j'avais eu l'occasion de voir dans
l'hôpital Saint-André de Bordeaux des individus atteints de
fièvre typhoïde, et contre lesquels on ne prenait aucune mesure de précaution [3]. »

Du reste, ce n'est là qu'une des mille inconséquences dans
lesquelles tombent nos intendances sanitaires. Mais ce qu'il
y a de pire, c'est que les médecins de ces administrations ne
sont malheureusement pas à l'abri d'erreur en fait de dia-

[1] *Rapport fait à l'Académie des sciences en 1835, sur un Mémoire
de M. Costa*, etc.
[2] Voir *The London medical Gazette for april* 1842, page 219.
[3] *Mémoire sur la nécessité de modifier la législation sanitaire en
France*, par M. le docteur Ferrier, chirurgien du lazaret de Bordeaux.

gnostic, ainsi qu'ils l'ont prouvé dans maintes circonstances, et notamment eu juillet 1834, à l'occasion de quelques militaires malades que le navire *l'Argo*, venant de Bone, avait à bord à son arrivée à Marseille. Deux médecins du lazaret déclarèrent ces malades atteints du typhus, et, par suite de cette déclaration, le navire et les passagers devaient être soumis à une rigoureuse quarantaine; mais lorsque, d'après les instances de M. le docteur Boudin, alors médecin militaire du lazaret, ces mêmes malades furent examinés avec soin par les quatre médecins et chirurgiens de cet établissement réunis, le prétendu typhus qu'avaient cru voir MM. les docteurs Robert et Ducros s'évanouit, et les passagers de *l'Argo* furent mis en liberté. De pareils abus font sentir combien il est urgent de faire disparaître de notre législation sanitaire les mesures de précaution prescrites contre le typhus.

Cette maladie fit autrefois de grands ravages dans nos escadres et dans nos armées, d'abord parce qu'on ne prenait pas les mesures convenables pour prévenir son développement spontané, ensuite parce qu'on n'avait pas recours aux moyens hygiéniques propres à empêcher sa transmission par infection. Ces moyens sont, je le répète, la prompte dissémination des malades, une rigoureuse propreté et une bonne ventilation; et non des lazarets, qui, par suite de l'encombrement, ne tarderaient pas à devenir d'horribles foyers d'infection et à centupler le mal qu'on voudrait arrêter. Sachons au moins profiter des leçons de l'expérience, et renonçons à des pratiques absurdes enfantées par l'ignorance et la peur, et conservées jusqu'à ce jour par l'irréflexion et la routine.

En 1814, lorsque le typhus régnait dans plusieurs hôpitaux de Paris, par suite des désastres de nos troupes, on fut sur le point de placer des cordons sanitaires autour de ces établissments, et même autour des maisons particulières où il se présenterait des sujets atteints de cette maladie. La crainte de répandre la terreur dans la capitale empêcha seule de recourir à ce funeste expédient, qui bien certainement n'aurait

fait qu'aggraver le mal[1]; car, comme le remarque M. le docteur Gasc en parlant du typhus, « combien d'individus que
sa fureur aurait épargnés, sans la terreur presque inévitable
dans ces jours de calamité ! A peine le bruit de son invasion
s'est-il répandu, que l'épouvante s'empare des esprits, la
consternation devient générale; la tristesse, l'abattement, la
suspension des travaux, des exercices ordinaires, préparent
la voie à la contagion et hâtent sa rapidité. Heureux encore,
ajoute M. Gasc, si la crainte et la méfiance n'étouffent pas
tout sentiment d'humanité, si l'on ne refuse pas les services
réciproques les plus indispensables, et si l'on daigne jeter un
coup d'œil de pitié sur le spectacle effrayant des malades pour
ne pas les abandonner à leur triste sort[2]. »

Voilà les déplorables et inévitables effets de la croyance à
la contagion, et des mesures sanitaires qui tendent à perpé-
tuer cette fatale croyance. Le tableau en est tracé par un zélé
et consciencieux contagioniste, qui ne l'a certes pas chargé.
Il faut avoir été témoin, comme M. Gasc, des maux causés
par la terreur pendant les épidémies réputées contagieuses
pour s'en faire une juste idée, et pour voir jusqu'à quel point
l'égoïsme peut être porté dans ces temps de calamités. Envoyé, en 1813, par M. le ministre de l'intérieur, à Mayence et
dans plusieurs de nos départements de l'Est pour y combattre
le typhus, je pus me convaincre des terribles effets que les
idées de contagion peuvent produire, et combien il est urgent
de les faire disparaître de l'esprit des populations, en transfor-
mant nos mesures dites sanitaires en précautions hygiéniques
conformes aux principes de la science. — Assez sur le typhus,
passons à la lèpre.

INUTILITÉ DE NOS MESURES SANITAIRES RELATIVES A LA LÈPRE.

La commission sanitaire centrale du royaume a aussi placé
la lèpre parmi les maladies contre l'importation desquelles
l'administration devait se prémunir. Or, comme cette affec-

[1] Voyez les *Instructions sur le typhus*, publiées par ordre du ministre, etc.

[2] *Discours préliminaire* de sa traduction française du *Traité du typhus
contagieux*, par Hildenbrand, page xxxvj.

tion est presque toujours incurable, il faudra ou ne point admettre les lépreux sur le territoire français, ou bien les y
retenir dans une quarantaine perpétuelle, et renouveler de
nos jours ce qui se passait dans les léproseries du moyen âge.
Au reste, la maladie dont je parle ici est la lèpre tuberculeuse, ou mal rouge de Cayenne , telle que je l'ai observée
dans les régions équinoxiales du Nouveau-Monde, et qu'on
la rencontre fréquemment dans les parties de l'Afrique et de
l'Asie qui sont situées entre les tropiques, et dans les contrées
qui avoisinent ces cercles.

Pendant mes voyages en Amérique, j'ai eu occasion de
voir un très-grand nombre d'individus atteints de lèpre,
ayant visité divers établissements où ces malheureux sont
relégués, et je n'ai rien observé qui ait pu me porter à penser
que cette maladie soit transmissible de l'homme qui l'a à celui qui ne l'a pas. Je pourrais citer à l'appui de cette opinion
une multitude de faits particuliers qui prouvent que les relations les plus intimes, longtemps continuées, ne transmet-
tent point l'affection dont il s'agit. J'ai interrogé sur ce point
un grand nombre de médecins éclairés qui pratiquaient dans
les Antilles et la Guiane depuis de longues années, lorsque je
visitai ces colonies, et ils m'ont presque tous répondu n'a-
voir rien observé qui prouve que la lèpre est une maladie
contagieuse. Quant à ceux qui attribuaient à cette maladie
un caractère transmissible, ils ne m'ont jamais cité un seul
fait concluant à l'appui de leur manière de voir. Ils raisonnent généralement : *post hoc, ergo propter hoc.* Ils disent, par
exemple, qu'il n'est point rare de voir plusieurs lépreux dans
une même famille, et qu'assez souvent aussi la maladie dont
sont atteints les parents se reproduit chez les enfants. Cela
est vrai, mais ces individus sont soumis à l'action des mêmes
causes morbifiques, et présentent, en outre, généralement
les mêmes prédispositions constitutionnelles. La même chose
a lieu très-souvent chez les scrofuleux , et l'on aurait certes
tort d'en conclure que l'affection scrofuleuse est contagieuse,
et que les malheureux qui en sont atteints doivent être mis
en quarantaine perpétuelle.

Dans leurs possessions des Antilles et de la Guiane, les Anglais ne séquestrent point leurs lépreux, ainsi que le font
les Français, les Hollandais et les Espagnols. Ils les laissent
jouir en paix au sein de leurs familles d'une entière liberté et
de tous les soins que leur état exige. Ils logent, mangent et
boivent en commun avec les individus sains; ils se servent
des mêmes meubles, des mêmes ustensiles et parfois du
même lit; et, malgré cette absence absolue de toute mesure
de précaution, les lépreux ne sont pas plus communs dans
les colonies anglaises que dans les nôtres et dans celles de
la Hollande et de l'Espagne. Quel fait plus concluant peut-on
opposer à la prétendue contagion de la lèpre, et aux mesures
sanitaires dirigées contre cette maladie?

D'ailleurs, il arrive très-souvent que des parents lépreux
donnent le jour à des enfants parfaitement sains, qui parcou-
rent leur carrière sans présenter aucun symptôme de lèpre.
Les faits de ce genre sont surtout frappants dans les divers
établissements où l'on relègue ces malheureux, ainsi que je
m'en suis convaincu à l'îlot la Mère, près de Cayenne, à l'île
de la Désirade, près de la Guadeloupe, et à l'hôpital de Saint-
Lazare, près de la Havane. Je ne citerai qu'un seul fait.

En 1786, un commandant de la Désirade, nommé Bontoux,
vendit au profit de l'État un certain nombre d'enfants nés
dans le camp des lépreux de parents évidemment lépreux,
et, de plus, ces enfants avaient été élevés au milieu des lépreux. Un riche habitant de la Désirade, M. Trouvé, acheta
dans cette vente deux petites négrites dont la postérité s'élevait, en mai 1816, à trente et un individus. Ni ces deux
femmes, ni leurs enfants, ni leurs petits-enfants, n'avaient
offert jusqu'à cette époque le plus léger symptôme de lèpre.
Les faits analogues sont très-nombreux, non-seulement en
Amérique, mais encore en Égypte et dans le Levant. Voici
ce que notre célèbre compatriote, Clot-Bey, m'écrivait à ce
sujet le 4 septembre dernier :

« Je puis vous donner des informations très-précises sur
la lèpre, que j'étudie en Égypte depuis 18 ans, sur laquelle j'ai
fait toutes les expériences possibles pour m'assurer si elle

était contagieuse ou non. Ainsi, j'ai recueilli un grand nombre de faits constatant que des individus atteints de la lèpre, mariés avec des personnes saines, malgré la cohabitation la plus intime, ne leur communiquaient pas la maladie; que les enfants nés de ces mariages étaient généralement sains. Les habitants de l'Égypte se mettent sans crainte en rapport avec les lépreux, et par conséquent ils ne pensent pas que cette maladie soit contagieuse. Ils n'agissent pas ainsi vis-à-vis de ceux qui sont atteints de la gale ou de la syphilis. J'ai fait, poursuit mon honorable correspondant, plusieurs fois les inoculations du pus des ulcérations lépreuses, et jamais l'affection ne s'est reproduite. Tous les médecins européens qui habitent l'Égypte touchent, soignent et pansent les lépreux comme des malades ordinaires. Voilà ce que j'ai vu au sujet de la lèpre tuberculeuse d'Égypte, dite *lèpre des Arabes*.

« Je vous dirai maintenant, ajoute M. le docteur Clot, que j'ai observé la lèpre en Crète, dans un voyage que j'y fis il y a quelques années. On y croit que cette maladie est héréditaire et contagieuse : cependant il n'est pas rare que des enfants de lépreux soient exempts de la maladie toute leur vie. Il est démontré pour moi que la lèpre des Grecs n'est pas plus contagieuse que celle des Arabes. En Candie, comme dans les autres parties de la Grèce, on isole les lépreux; mais cet isolement n'a lieu que lorsque leur mal est déjà très-avancé, et quand il affecte des parties qui ne sont pas à découvert, ceux qui sont atteints ont grand soin de le cacher. Dans ces deux cas, des communications de tout genre ont lieu à tel point que, si la maladie était contagieuse, tous les habitants d'une même ville en seraient atteints. La tendresse maternelle, la piété filiale ont souvent surmonté la répugnance qu'inspire à la généralité ce redoutable fléau, et l'on voit la passion entraîner des hommes dans les bras des lépreuses dont le mal n'a pas détruit tous les charmes, et qui sont très-passionnées. J'ai vu à Candie une de ces malheureuses, renommée pour sa beauté, qui chaque jour recevait les hommages de plusieurs adorateurs. Tout cela se fait aussi impunément à Candie qu'en Egypte. »

L'innocuité des relations les plus intimes dont parle ici M. Clot, entre des individus atteints de la lèpre et des individus sains, est un fait journellement démontré en Amérique. Ainsi, par exemple, le camp des lépreux de la Désirade est, en quelque sorte, enclavé dans l'habitation de Mlle Trouvé, dont la généreuse hospitalité est connue de tous ceux qui ont visité cette île. Beaucoup de nègres de cette habitation ont pour maîtresses des lépreuses du camp, chez lesquelles ils passent souvent les nuits, et, malgré cela, ils ne contractent point la lèpre. Les faits de ce genre se comptent par milliers.

Et pourtant, dans les siècles précédents, notre législation coloniale relative aux individus atteints de la lèpre était atroce, particulièrement l'ordonnance de 1728, qui heureusement est tombée en désuétude. Néanmoins, l'autorité prend encore des mesures bien sévères contre les infortunés lépreux, qu'elle arrache violemment à leurs parents, à leurs amis, à leur domicile et à leurs habitudes, pour les reléguer sur un rocher au milieu de l'Océan, où ils sont, pour ainsi dire séparés du reste des humains. Il n'y a rien dans la science qui autorise un pareil acte d'égoïsme social ; tout ce qui existe dans nos lois sur ce point doit être abrogé. N'aggravons pas la position des malheureux lépreux de nos possessions d'outre-mer, par des mesures de rigueur qui ne sont point fondées, qui ne sont bonnes à rien, que rien ne justifie, et qui, par conséquent, doivent être supprimées.

Avant de déclarer que la lèpre est une maladie contagieuse, la commission sanitaire centrale, dont la France a payé si cher les préoccupations, aurait bien fait, ce me semble, de s'enquérir si cette maladie a jamais été communiquée dans l'hôpital Saint-Louis, où des lépreux sont venus assez souvent des colonies réclamer les secours de la médecine, et où ils ont été examinés et touchés des milliers de fois et par les médecins et par les élèves qui viennent des divers points de la France et de l'Europe pour étudier les maladies cutanées dans ce vaste établissement. Elle aurait appris qu'on n'y a jamais observé un seul exemple de transmission de la maladie qu'elle signale pourtant comme pouvant compromettre la santé publique. Il en a été absolument de même pour les lépreux qui se sont fait traiter en ville; malgré l'absence de toute mesure de précaution, leur mal ne s'est communiqué à personne. Cependant, le nombre de ces malades a été assez considérable, si j'en juge par ceux que j'ai eu occasion de voir.

Enfin, je conclus cette partie de mon travail en disant que je crois avoir démontré, aussi clairement qu'il est possible de le faire dans une pétition, que nos mesures sanitaires ne peuvent s'appliquer ni à la fièvre jaune, ni au choléra-morbus, ni au typhus, ni à la lèpre, et que par conséquent elles doivent être supprimées pour ce qui regarde ces quatre maladies. — Passons à la peste.

DE LA NÉCESSITÉ DE RECHERCHER PAR TOUS LES MOYENS POSSIBLES QUEL EST LE MODE DE PROPAGATION DE LA PESTE.

La peste est-elle ou n'est-elle pas contagieuse ? Cette question est encore indécise, malgré tout ce qu'on a publié jusqu'à ce jour dans le but de prouver que cette maladie se transmet de l'homme qui l'a à celui qui ne l'a pas. Comme la solution de ce grand problème est du plus haut intérêt pour l'humanité, la science et les relations des peuples entre eux, nous devons faire tous nos efforts pour y arriver le plus promptement possible. Deux voies peuvent nous conduire au but : l'observation et l'expérimentation ; mais la seconde est beaucoup plus courte que la première, et, pour cette raison, elle doit être préférée, sans que nous devions négliger pour cela les faits que l'observation pourra nous fournir ; nous devons, au contraire, nous mettre en mesure de les recueillir avec soin partout où ils se présenteront. Exposons d'abord ce que j'ai fait dans le but d'arriver à la solution désirée.

DES EXPÉRIENCES PROPOSÉES POUR CONSTATER LE MODE
DE PROPAGATION DE LA PESTE.

Dans un rapport que l'Académie de médecine fit à M. le ministre de l'intérieur, le 31 août 1830, sur un moyen qui avait été proposé au gouvernement pour désinfecter le coton venant d'Égypte, elle exprima le vœu que des expériences propres à constater l'existence ou la non-existence d'un principe pestilentiel dans le coton, fussent faites au lazaret de Marseille [1].

Dès que je fus instruit de cette décision de l'Académie de médecine, je m'empressai d'annoncer à son conseil d'administration que j'étais prêt à me soumettre à toutes les expériences que le Gouvernement jugerait convenable de faire faire dans le but de s'assurer si la peste est ou n'est pas contagieuse, et de quelle manière et à quel degré elle peut être transmissible. Je priai, en même temps, le conseil d'administration de l'Académie de vouloir bien informer M. le ministre de l'intérieur de la proposition que je venais de lui faire dans l'intérêt de l'humanité et de la science. Je lui annonçai, en même temps, que je n'avais aucune opinion préconçue sur la question de savoir si la peste est ou n'est pas contagieuse.

Le gouvernement ne s'étant point occupé des expériences qui avaient été proposées par l'Académie royale de médecine dans le but d'éclairer une question du plus haut intérêt, je crus devoir appeler l'attention de la Chambre des députés sur

[1] Le procès-verbal de la séance s'exprime ainsi sur ce point : « Par suite « de cette discussion, l'Académie arrête :
« 1° L'adoption du rapport;
« 2° Que des expériences sur le fait en litige seront demandées au laza-
« ret de Marseille. »
Eh bien ! d'après une lettre de M. le ministre du commerce, en date du 15 mai 1835, cette décision de l'Académie n'a jamais été portée à la connaissance de l'autorité. Voilà comment les intentions de notre premier corps médical sont remplies sur les questions les plus importantes !

cet important sujet, et c'est ce que je fis dans la pétition
que je lui adressai en 1833, et qu'elle renvoya le 12 mars de
la même année à M. le ministre du commerce et des travaux
publics, dans les termes les plus favorables.

L'autorité n'ayant donné aucune suite à ma demande, et
la peste s'étant déclarée avec violence dans la basse Égypte
à la fin de 1834, le 20 janvier 1835 j'écrivis à M. le ministre
du commerce, et lui proposai de saisir cette occasion pour
faire faire, au lazaret de Marseille, des expériences propres
à constater le mode de propagation de la peste. « Ces expériences, disais-je, seront faites avec des vêtements qui auront
servi de la manière la plus immédiate aux individus atteints
de peste, tels que chemises, caleçons, turbans, pelisses, en
un mot, tout ce qu'on suppose devoir être le plus profondément imprégné du virus pestilentiel.

« Ces objets, ajoutais-je, seront recueillis au moment même
de la mort des pestiférés, placés aussitôt dans des caisses
hermétiquement fermées, et expédiées pour le lazaret de
Marseille, avec des certificats d'origine qui indiqueront les
principaux exanthèmes (tels que bubons, charbons et pété-
chies) qu'auraient présentés, durant leur dernière maladie,
les individus auxquels ces effets auront appartenu. De cette
manière, il ne pourra s'élever aucun doute sur l'état de con-
tamination de la matière première des expériences.

« D'un autre côté, pour donner des résultats aussi concluants que possible, ces expériences devront être faites sur
une très-grande échelle ; ce qui sera d'autant plus facile
que, si elle le veut, l'autorité ne manquera ni d'hommes dévoués, ni de vêtements qui auront servi aux victimes de la
peste. Je n'en doute pas, nombre de médecins et de savants
et habiles expérimentateurs voudront coopérer personnelle-
ment à cette œuvre philanthropique.

« Quant à moi, monsieur le ministre, je demande de
nouveau à me soumettre le premier à toutes les épreuves
qui seront indiquées par l'Académie des sciences ou l'Académie de médecine ; et pour qu'on ne suppose point que
j'agis ici d'après une idée préconçue, je déclare que je n'ai

pas d'opinion arrêtée sur le caractère contagieux de la peste.

« Faites dans la triple enceinte du lazaret de Marseille, poursuivais-je, avec les précautions prescrites pour les cas où il existe des pestiférés dans cet établissement, les expériences que j'ai l'honneur de vous proposer, monsieur le ministre, ne peuvent compromettre la santé publique en aucune manière, ainsi que le prouvent évidemment les différents cas de peste admis dans ce lazaret depuis un siècle ; tandis qu'elles ne peuvent manquer d'éclairer une question dont la solution intéresse à un très-haut degré tous les peuples européens. »

Je disais, en outre, que, pour être concluantes, les expériences proposées devaient être faites loin des contrées ravagées par la peste, tout à fait hors de l'influence épidémique ; et j'ajoutais que les résultats de ces mêmes expériences devant être d'un intérêt général pour les gouvernements d'Europe, il conviendrait d'inviter ces gouvernements à envoyer des commissaires pour en être témoins et en certifier l'authenticité. J'entrais dans beaucoup d'autres détails qu'il est inutile de rappeler ici.

Le 10 février suivant, M. le ministre du commerce me fit l'honneur de me répondre, et, après avoir présenté quelques objections aux expériences proposées, il termine sa lettre en ces termes :

« Dans une question aussi délicate, et qui touche de si près, non-seulement à l'intérêt général de la santé publique, mais aussi aux intérêts particuliers de la sûreté, de la tranquillité des relations commerciales de la ville de Marseille, il n'est pas permis au gouvernement de prendre une décision sans avoir égard à l'opinion des corps qui sont les organes elles représentants naturels des intérêts dont je viens de parler: avant donc d'examiner quelle suite peut être donnée à votre demande, j'ai cru devoir la faire communiquer à l'intendance sanitaire, à la Chambre du commerce, au conseil municipal de Marseille. Je ne manquerai pas de vous faire connaître les résultats de cette communication. »

Dès que je vis que M. le ministre s'en référait à l'opinion de l'intendance sanitaire de Marseille, je restai fermement convaincu que les expériences demandées n'auraient point lieu, vu que cette administration avait toujours montré la plus grande antipathie pour tout progrès, pour toute réforme, et que nos vieilles institutions sanitaires, dignes de l'ignorance et de la barbarie du moyen âge qui les a vues naître, étaient pour elle l'arche sainte à laquelle il fallait bien se garder de toucher.

Peu de jours après, je répondis aux diverses objections que M. le ministre m'avait fait l'honneur de m'adresser, et j'entrai dans des développements qui me semblaient de nature à rassurer complétement les trois corps marseillais qu'il avait consultés. Cette seconde lettre fut envoyée, comme la première, à l'intendance sanitaire; mais elle ne la convainquit point que les expériences proposées pouvaient être faites dans son lazaret sans faire courir à la santé publique le moindre danger.

Le 31 mai 1835, M. le ministre du commerce eut la bonté de me transmettre copie des réponses qu'il avait reçues de l'intendance sanitaire, de la Chambre de commerce et du conseil municipal de Marseille. Rien n'est plus inexact, plus faible, plus incohérent, plus contradictoire et plus anti-scientifique que les diverses objections que ces trois honorables corps font aux expériences proposées. Je regrette bien vivement que l'étendue de ma pétition ne me permette pas de faire ici une réfutation complète de ces mêmes objections; mais les citations qui suivent pourront servir de *specimen*, et feront juger de la force et de la valeur des faits et des arguments qu'on m'oppose dans ces documents.

MM. les intendants de la santé de Marseille, qui, en fait de contagion, ont une foi des plus vives, rapportent d'abord un certain nombre de faits qui sont à leurs yeux des preuves irrécusables du caractère transmissible de la peste, et ils parlent ensuite de diverses apparitions que cette maladie aurait faites dans leur lazaret du 12 juin 1720 au mois de mai 1829. Je ne m'arrêterai qu'à ce dernier fait de contagion, qui, comme le plus récent, doit présenter le plus de chances d'exactitude. Ils l'exposent ainsi :

« En mai 1829, un portefaix, soignant des cotons venus d'Alexandrie par le navire le Lyonnais, capitaine Madaille, est atteint d'un bubon pestilentiel. » Eh bien! deux médecins éclairés [1], qui ont eu une connaissance exacte du fait dont il s'agit, m'ont affirmé, de vive voix et par écrit, que ce prétendu bubon pestilentiel était tout simplement une pustule maligne, ou un petit charbon qui avait son siége à la partie moyenne et postérieure de l'avant-bras. Or, cette maladie est commune dans le midi de la France, où on la désigne sous le nom de charbon provençal. Elle avait déjà été signalée du temps de Jules César [2]. Du reste, M. Ségur-Dupeyron s'exprime ainsi qu'il suit sur le fait en question, dans un rapport qu'il adressa en 1834 à M. le ministre du commerce :

« Je dois avouer à Votre Excellence que les archives des lazarets ne m'ont fourni, depuis l'année 1720, aucune preuve positive que des marchandises aient communiqué la peste. Dans deux ou trois cas, on a pu le croire; mais bien que, mettant les choses au pis, on ait pris des mesures très-sévères, le caractère pestilentiel de la maladie n'a pas été irrévocablement constaté. Ces cas ont eu lieu à Marseille en 1829; j'en dois le détail à M. le docteur Robert, médecin du lazaret de cette ville [3]. Votre Excellence a pu voir que je n'en ai pas fait mention dans le relevé des pestes qui se sont déclarées dans ce lazaret (pag. 45). » Et voilà à quoi se réduit ce fait de contagion cité par MM. les intendants de Marseille! Ab uno disce omnes.

Après avoir cherché à établir que la peste est contagieuse, ces messieurs objectent qu'elle est aussi très-bizarre et très-capricieuse, et que par conséquent l'immunité des expéri-

[1] Un de ces médecins est M. le docteur Boudin, qui a été, pendant plusieurs années, attaché au lazaret de Marseille comme médecin militaire.
[2] Voyez l'Essai sur l'histoire de Provence, par Bouche, 1785, in-4°, tome I, page 120.
[3] M. Ségur-Dupeyron donne, dans une note, de longs détails sur le cas mentionné par l'intendance de santé.

mentateurs ne prouverait absolument rien contre la contagion. « En Levant, disent-ils, n'est-il pas de notoriété publique que Smyrne, malgré des relations journalières avec
Constantinople, ne reçoit jamais la peste de cette capitale,
tandis que celle qui lui est importée d'Égypte s'y propage
ordinairement?

« Ne sait-on pas, continuent MM. les intendants, que la
ville d'Alep entretient impunément des communications con-
tinuelles avec Antioche et Antal, lorsque la peste règne dans
ces derniers pays, et que ce fléau manque rarement de venir
affliger cette même ville d'Alep, lorsqu'il règne à Damas?

« N'est-ce pas encore ainsi que cette bizarre maladie n'arrive jamais dans le royaume d'Alger par le Maroc, quelques
ravages qu'elle y exerce, et qu'elle manque rarement d'y pénétrer lorsqu'elle se présente par les frontières de Tunis?
Quel serait donc le résultat que l'on pourrait se promettre de
l'expérience que ferait M. le docteur Chervin? »

Ces objections ne paraîtront sans doute ni scientifiques ni
logiques, car les maladies contagieuses le sont partout et toujours, à part quelques rares exceptions individuelles, ainsi
que nous le voyons journellement pour la petite vérole, la
syphilis et la gale. D'ailleurs, les faits cités par MM. les intendants sont tout à fait favorables à la doctrine de la non-
contagion.

« Mais, ajoutent les honorables conservateurs de la santé,
pour que l'expérience proposée par M. Chervin fût complète,
fût décisive, ne faudrait-il pas qu'elle fût faite dans plusieurs
saisons de l'année, et au moyen d'effets pestiférés venus de
tous les pays du Levant où régnerait la peste?

« Si des effets bien et dûment contaminés venus de Constantinople, de Smyrne, de Syrie, d'Égypte, de Barbarie, etc.,
étaient impunément portés en France dans les quatre saisons
de l'année, par une vingtaine de personnes ou même davantage, il pourrait y avoir lieu de croire que cette maladie n'est
point transmissible par des effets matériels. »

Dans ma deuxième lettre à M. le ministre du commerce, je
disais que l'expérience devrait être faite sur cent personnes au

moins. Ainsi l'intendance sanitaire se montre quatre fois moins exigeante que moi : ce qui ne l'empêche pas de repousser les expériences proposées, comme étant de nature à compromettre à un haut degré la santé publique ; comme immorales, parce qu'elles inspireraient des inquiétudes à la population de Marseille, et enfin parce qu'elles porteraient de très-grands préjudices au commerce de cette ville en lui faisant fermer les ports de la Méditerranée.

Mais la plupart des faits allégués dans le but de s'opposer aux expériences dont il s'agit sont complétement inexacts. Voici, par exemple, ce que l'intendance sanitaire dit en parlant de moi :

« Ce docteur cherche aussi à établir que les habitants de Marseille verraient avec plaisir exécuter les expériences qu'il propose ; et, pour le prouver, il cite trois médecins de la ville qui demandèrent, dans le temps, à être comptés parmi les expérimentateurs. Nous ne pensons pas que cette preuve soit bien concluante. S'il en est jusqu'à trois que le docteur Chervin puisse citer, parmi lesquels il en est un qui s'est détruit dans un accès de folie[1], nous pouvons affirmer, nous, que, hors ces trois braves, les habitants de Marseille ne veulent pas de ces sortes d'expériences. »

Pour faire voir à quel point l'assertion des honorables intendants de la santé est exacte, je dirai que lorsque ma demande d'expériences fut soumise au conseil municipal de Marseille, vingt-deux membres étaient présents : treize votèrent contre et neuf pour, et l'on m'écrivait à cette occasion : « Vous n'avez en votre faveur qu'une minorité, mais cette minorité est composée des hommes les plus éclairés et

[1] Ce n'est point dans un accès de folie que ce médecin se donna la mort, mais à la suite d'un profond chagrin causé par la perte d'une personne qui lui était chère. Au surplus, s'il fallait être fou pour attenter à ses jours, les anciens Marseillais étaient les plus fous du monde ; car ils étaient tellement portés au suicide, que « leurs lois exigeaient que celui qui voulait quitter la vie comparût devant les magistrats, et que là il exposât les raisons qu'il avait pour la quitter : lorsqu'elles étaient trouvées bonnes, ou lui permettait d'avaler publiquement le poison. » (Bouche, *Essai sur l'histoire de Provence*, 1785, in-4°, tome I, page 119.)

les plus indépendants; ce qui doit vous consoler. » On m'é-
crivait d'un autre côté : « Il y a cent cinquante médecins ou
chirurgiens à Marseille, et on peut évaluer aux deux tiers le
nombre de ceux qui abondent dans votre sens; quant aux
expériences à faire dans le lazaret de Marseille. On en comp-
terait davantage si, à l'occasion de notre choléra, des médecins contagionistes et de non contagionistes même ne se
fussent pas conduits de manière à propager cette *grandissime*
erreur, que le choléra est contagieux. »

D'un autre côté, un journal de Marseille, *le Garde Natio-*
nal, annonça avec les plus grands éloges la demande d'expériences que j'avais eu l'honneur d'adresser à M. le ministre
du commerce [1], ce qu'il n'aurait certainement point fait si
tous les habitants de cette populeuse cité étaient antipathi-
ques à ces mêmes expériences.

Le 7 février 1836, la Société royale de médecine de Marseille mit au concours la question suivante : « Le passage du
choléra en France a-t-il suffisamment modifié nos opinions
médicales relatives au mode de sa propagation, pour qu'on
puisse immédiatement changer sur ce point notre législation
sanitaire? Le mode de propagation de la fièvre jaune, de la
peste et du typhus, en général, est-il ou non analogue à celui du choléra-morbus, et la législation étant adoucie pour
celui-ci, pourrait-on l'adoucir pour ceux-là ? »

L'énoncé seul de cette question fait voir que la population
de Marseille n'a pas une aussi grande antipathie pour les expériences que j'ai proposées, que le pensent MM. les intendants de la santé, et que s'il y a dans cette opulente cité des
partisans zélés des vieilles routines, il y a aussi des amis sincères des lumières et du progrès. D'ailleurs, les médailles
d'honneur que la Société royale de médecine de Marseille et
la Société de statistique de la même ville m'ont décernées
pour mes travaux sur la non-contagion de la fièvre jaune,
et les autres témoignages d'estime que ces corps savants
m'ont donnés, viennent encore prouver que les hommes les

[1] Voir le *Moniteur* du 27 février 1835.

plus éclairés de cette ville ne partagent point les opinions erronées de MM. les intendants de la santé.

Si je voulais recourir à ma correspondance, j'y puiserais
également des preuves irrécusables que « hors les trois braves », c'est-à-dire les trois médecins qui se proposèrent, en
1825, comme sujets d'expériences, tous les Marseillais ne repoussent pas les expériences que j'ai proposées. Un médecin
des plus distingués m'écrivait en 1833 : « Dirigez-nous dans
la grande lutte de la raison contre les quarantaines, je vous
seconderai; *mais je ne suis qu'un soldat et je n'ai que du zèle.*»
Un de ses confrères, également éminent dans la science et
également respecté, m'écrivait de son côté, à la même époque : « Votre zèle pour le bien public triomphera, il faut
l'espérer, des obstacles sans cesse renaissants qu'on ne cesse
d'opposer à vos efforts et à votre louable dévouement aux
intérêts généraux. »

Je pourrais citer bien d'autres témoignages tout aussi positifs, mais cela est inutile. Les détails dans lesquels je viens
d'entrer réduisent à leur juste valeur les objections présentées par l'intendance sanitaire de Marseille.

Quant à la Chambre de commerce, elle a adopté dans leur
entier et les motifs et les conclusions de la réponse de
MM. les intendants de la santé, et cet hommage rendu par
elle aux doctrines absurdes et surannées de la contagion ne
m'étonne nullement.

Vers la fin de 1833, je priai les Chambres de commerce de
nos principales villes maritimes de vouloir bien me fournir
des renseignements sur les préjudices causés par les mesures
sanitaires, et me mettre ainsi à même de réfuter en pleine
connaissance de cause, devant l'Académie des sciences, les
assertions plus que hasardées de M. Ségur-Dupeyron. Elles
répondirent toutes à ma demande avec beaucoup de libéralité, excepté toutefois celle de Marseille, qui m'écrivit en ces
termes :

« Monsieur, nous avons reçu la lettre que vous nous avez
fait l'honneur de nous écrire le 25 novembre dernier, pour
nous demander des renseignements détaillés sur les préju-

dices que le régime sanitaire actuellement en vigueur peut porter au commerce.

« Notre Chambre, monsieur, n'étant point en mesure de vous fixer convenablement à ce sujet, éprouve et vous exprime le regret de ne pouvoir, ainsi qu'elle le désirerait, satisfaire à votre demande. »

Chaque membre de l'honorable Chambre avait certainement dans ses livres de commerce beaucoup plus de renseignements qu'il n'en fallait pour me *satisfaire ;* quelques comptes des frais de quarantaine auraient pu suffire à la rigueur ; mais l'on avait intérêt à ne point les faire connaître, pour ne pas provoquer des réformes qu'on repoussait avec force depuis des siècles [1]. Car, comme le fait remarquer avec candeur M. le docteur Robert, « Marseille ne doit son agrandissement et sa prospérité qu'à son lazaret. Sa décadence et sa ruine seront certaines du moment que son code à quarantaine sera modifié ou détruit. C'est là, s'écrie-t-il, le livre d'or des négociants et des propriétaires. Il faudrait donc être insensé pour y toucher [2]. »

Voilà pourquoi MM. les représentants du commerce de Marseille, qui ne sont pas des insensés, n'ont rien voulu me dire ; ils ont craint de porter atteinte à leur livre d'or. Soins superflus, ce livre a éprouvé un coup terrible : Marseille n'a plus le monopole du commerce du Levant. Plusieurs de nos ports de l'Océan et de la Manche sont ouverts aux provenances des pays ravagés par la peste, et les cotons d'Egypte peuvent arriver maintenant à nos filateurs de Rouen et d'ailleurs, sans passer par les mains des négociants de Marseille, et c'est un grand bienfait. Le temps est enfin arrivé où cette

[1] En 1701, nos ports de l'Océan ayant demandé à être ouverts aux provenances du Levant, cela leur fut refusé par suite des représentations du commerce de Marseille. (Mead's *Discourse on the plague*, page 94.)

« Les États de Languedoc, dit Volney, ont souvent proposé d'établir un lazaret à Cette ; mais Marseille a si bien fait valoir l'exactitude et l'intelligence de son lazaret, si bien fait redouter l'inexpérience d'un nouveau, que l'on n'a rien osé entreprendre. » (*Considérations sur la guerre actuelle des Turcs*, etc., page 82.)

[2] *Guide sanitaire des gouvernements européens*, page 775.

ville n'exploitera plus à son profit la croyance à la contagion, comme elle l'a fait pendant si longtemps. On ne regarde plus aujourd'hui les Provençaux comme étant les seuls qui puissent purifier les marchandises venant du Levant, et les débarrasser des germes de la peste. Leur ancienne réputation d'habiles désinfecteurs a fait son temps, comme tant d'autres choses.

Voyons maintenant les objections faites à ma proposition par le conseil municipal de Marseille.

Ce conseil renvoya l'examen de cette proposition à sa commission des sciences et arts, et l'on va voir dans quel esprit MM. les commissaires se sont acquittés de leur mission.

Après avoir dit que la question de savoir si la peste est ou n'est pas contagieuse est d'une solution fort difficile, les honorables rapporteurs ajoutent : « Lors même que l'embarras offert par cette solution serait moins universellement reconnu, il eût été plus pesant pour nous, étrangers que nous sommes à la science médicale et qui ne pouvions malheureusement recourir aux lumières de deux de nos collègues, habiles praticiens, vu que d'abord ils ont manifesté leur opinion non-contagioniste. »

Ce qui veut dire, nous n'entendons rien, ou que fort peu de chose, à la question que nous sommes chargés de traiter ; deux de nos collègues, qui sont des médecins distingués, auraient pu nous éclairer de leurs lumières, mais nous les avons repoussées, attendu que ces médecins sont non-contagionistes, et que nous, nous voulons faire écarter la demande de M. Chervin, à quelque prix que ce soit. Voilà comment les partisans des lazarets s'y prennent pour rester dans le *statu quo* et maintenir tous les abus de notre système sanitaire ! Ils ne tiennent compte que des faits qui leur semblent favorables à leur dangereux système ; tout le reste est considéré comme non avenu, et c'est ainsi qu'ils ont égaré le gouvernement et la France, et causé des pertes énormes.

Pour repousser ma proposition, MM. les rapporteurs du conseil municipal de Marseille travestissent en outre les faits de la manière la plus étrange. Voici, par exemple, comment ils s'expriment en parlant de leur peste de 1720 : « Si les com-

9

municalions de ville à ville eussent été alors aussi fréquentes,
aussi multipliées qu'on les voit de nos jours ; si surtout un
cordon de troupes n'eût été établi sur la Durance, pense-t-on
que la peste eût été à peu près concentrée dans notre cité ? Au
lieu de s'étendre seulement à Aix, à Salou, à Toulon et à quelques autres points de la côte, elle aurait envahi l'Europe. »

Dans les remontrances que le parlement de Provence pré-
senta au roi, en septembre 1722, sur les désordres arrivés
dans cette province pendant l'épidémie, on lit le passage suivant, qui prouve à quoi servaient le cordon sanitaire établi
sur la Durance et toutes les entraves mises aux relations
commerciales.

« On vient à cette multitude de barrières et de lignes, dont
la santé n'était que le prétexte, mais que l'intérêt avait en effet conseillées et que l'avarice a si souvent soutenues ; c'est
là où la contrebande se faisait publiquement par la conni-
vence et la participation des commandants ; c'est là où l'on
gênait le transport des marchandises apportées des pays
sains, de façon que le trafic n'en était permis qu'à deux ou
trois particuliers, qui y mettaient le prix qu'il leur plaisait,
et qui ont fait des profits excessifs dont, pour la plus grande
portion, ils n'ont pourtant été que les dépositaires [1]. »

M. D'Autrechans, qui était premier consul de la ville de
Toulon en 1721, s'exprime ainsi de son côté : « Je suis toujours étonné, et l'Europe entière a dû l'être, que la peste qui
ravagea la ville de Marseille en 1720, ne se soit pas répandue dans tout le royaume. Pendant qu'on y contestait sur le
genre de maladie, il fut non-seulement permis d'en sortir,
mais même lorsque la peste y eut été clairement reconnue,
les habitants de cette ville immense, l'une des plus peuplées
de la France, et tous les étrangers qui s'y trouvèrent, eurent
la liberté de se choisir ailleurs un asile, de communiquer partout sans obstacle, et de parcourir à leur gré toute la province, où personne n'osait les refuser [2]. »

[1] Remontrances du parlement de Provence sur les désordres arrivés
dans cette province pendant la durée de la contagion, etc.
[2] Relation de la peste dont la ville de Toulon fut affligée en 1721.

Qu'on juge d'après ces faits, qui sont attestés par les plus graves autorités, si ce fut à la rareté des communications et au cordon de troupes établi sur la Durance, que l'Europe dut sa préservation de la peste en 1720, Or, si les honorables rapporteurs du conseil municipal de Marseille ont pu travestir et dénaturer à ce point des faits historiques si positifs, si bien constatés et si connus, que n'ont-ils pas dû faire pour tout le reste? Quelle foi, quelle confiance peut-on accorder à leurs assertions? et voilà sur quelles données et sur quelles autorités le gouvernement s'est appuyé pour repousser les expériences que j'avais eu l'honneur de lui proposer de faire faire dans le but de rechercher quel est le mode de propagation de la peste! Voilà comment les choses les plus utiles sont sacrifiées aux préventions, aux vieux préjugés et à l'esprit de système!

Enfin, l'intendance sanitaire, la chambre de commerce et le conseil municipal de Marseille ont affirmé au gouvernement que les effets pestiférés qui seraient introduits dans leur lazaret pour les expériences proposées, répandraient l'inquiétude et la terreur dans la population de Marseille, et ruineraient en outre le commerce de cette place. Pour prouver à quel point cette assertion est dénuée de fondement, j'invoquerai ici le témoignage de M. le docteur Robert, l'un des médecins de ce même lazaret, et, qui plus est, contagioniste par excellence.

M. Robert écrivait à l'Académie de médecine, le 27 juillet 1837, à l'occasion de trois cas de peste provenant du bateau à vapeur de l'État *le Léonidas*, et qui avaient été introduits dans le lazaret : « Grâce à l'exécution stricte de nos règlements sanitaires, qui depuis 1720 ont fait le salut de notre ville, et peut-être d'une grande partie du royaume, la population marseillaise vit dans la plus grande sécurité, le commerce ne s'en occupe nullement; le monstre est renfermé dans l'enceinte du lazaret, après être devenu impuissant. »

Ainsi qu'on le voit, tout est erreur dans les allégations des trois corps marseillais que l'autorité a cru devoir consulter. Et voilà sur quelles bases reposent les doctrines anti-sociales

des défenseurs des mesures sanitaires! L'honorable M. John
Bowring avait certes bien raison lorsqu'il a dit : « Mon expérience m'a conduit à me défier beaucoup des témoignages
qui émanent des bureaux de santé ; d'une part, j'ai trouvé
la suppression des faits portée à un degré lamentable, et de
l'autre, leur exagération poussée à un point presque aussi lamentable[1]. » Ce que dit ici M. le docteur Bowring des bureaux de santé peut, en général, s'appliquera presque tous
les contagionistes.

Quant à moi, je suis fermement convaincu que, si les expériences dont il s'agit avaient été exécutées avec soin et
itérativement depuis huit ans, elles auraient répandu de vives
lumières sur la question de savoir si la peste est susceptible
de se transmettre ou non par les objets matériels. Ce qui aurait été un grand acheminement vers la solution définitive de
la question générale de la contagion ou de la non-contagion
de la peste ; question immense, et au sujet de laquelle les
gouvernements européens montrent néanmoins une indiffé-
rence et une apathie vraiment inconcevables. Ils préfèrent
conserver éternellement leurs dispendieux lazarets que de
chercher à s'assurer s'ils sont réellement utiles, si le principe
de leur existence est une réalité ou seulement une chimère,
en un mot si la peste est contagieuse ou si elle ne l'est pas.
Quoi! lorsqu'un médecin n'a pas hésité à consacrer dix années de sa vie à voyager à ses frais dans les deux mondes,
pour faire résoudre la question de la contagion ou de la non-
contagion de la fièvre jaune, l'Europe ne fera rien pour éclairer une question analogue et qui n'est certes pas d'une importance moindre !

PROGRÈS RÉCENTS DE L'OPINION DE LA NON-CONTAGION.

Néanmoins, depuis 1835, époque où M. le ministre du
commerce rejeta ma proposition d'expériences, l'opinion qui
regarde la peste comme non-transmissible a fait d'immenses
progrès. Mes travaux sur la fièvre jaune ont exercé une

[1] *Observations on the oriental plague and on quarantines*, page 8.

heureuse influence sur la question de la peste[1], ainsi que cela devait être. Les médecins européens, et particulièrement les médecins français, qui ont observé cette maladie dans les dernières épidémies de l'Égypte et du Levant, de 1835 à 1843, se sont tenus en garde contre les idées dominantes. Ils ont pensé, avec beaucoup de raison, que si en 1821 les honorables commissaires, MM. Pariset, Bally, François et Audouard, ont pu émettre tant d'erreurs, et d'erreurs si matérielles, dans la vue d'établir l'importation et la contagion de la fièvre jaune qui ravagea Barcelone à cette époque, que n'ont pas dû faire les historiens de la peste, qui n'étaient, le plus souvent, que de simples voyageurs non médecins, ou des médecins qui ne voyaient les pestiférés que de loin, et qui ont écrit sous l'influence de tous les préjugés de l'époque, et, qui plus est, sous celle de la peur !

Laissant donc de côté toutes les idées de contagion qui ont cours parmi les Francs, ainsi que les contes ridicules cités à leur appui, nos confrères d'Egypte s'en sont tenus à l'observation rigoureuse des faits, et à chaque épidémie, les preuves de non-transmissibilité de la peste se sont multipliées. De sorte que tel médecin qui, en 1835, regardait cette maladie comme éminemment contagieuse, professe aujourd'hui une opinion tout opposée ; aussi a-t-il paru, depuis quelques années, plusieurs bons écrits en faveur de la non-contagion de la peste ; tels sont entre autres ceux des docteurs Brayer Cholet, Esmangard, Lefèvre, Aubert, Clot-Bey, Bowring, Holroyd, Eusèbe de Salle, etc., etc., etc.

M. le professeur Perron, actuellement directeur de l'école de médecine du Caire, a adressé à l'Académie des sciences et à l'Académie de médecine plusieurs Mémoires d'un haut intérêt, dans lesquels il soutient également la non-contagion

---

[1] C'est ce qui a fait dire, en 1838, à la commission des prix Montyon : « l'Académie des sciences doit se féliciter d'avoir contribué, par le prix qu'elle a décerné à M. le docteur Chervin, à appeler l'attention sur une grande question politique et commerciale, dont les utiles conséquences paraissent devoir s'étendre encore à d'autres maladies réputées contagieuses. » (Voir son *Rapport.*)

de la peste, en s'appuyant sur des faits nombreux et con-cluants. Il est à regretter que ces corps savants n'aient point encore pris les travaux de cet honorable médecin en considé-ration, la science n'aurait pu que gagner au jugement éclairé qu'ils en auraient porté.

M. Perron m'a, du reste, adressé du Caire, le 26 octobre dernier, un nouveau document intéressant qui se termine par le passage suivant :

« Constatons maintenant, dit ce médecin, que la contagion de la peste est un épouvantail insignifiant ; que presque per-sonne de nous, médecins, n'hésite un moment à s'asseoir près du pestiféré, sur son lit, et rester à ses côtés pour le secou-rir ; que presque nul n'hésite à interroger, le scalpel à la main, les restes cadavériques de celui qui succombe. Nous avons, il faut le dire, dépassé en cela tous nos devanciers. A l'école de médecine, j'ai fait pratiquer (en 1841) les trois au-topsies qui se sont présentées à nous, par les élèves eux-mêmes. Le premier cadavre que nous ouvrîmes était encore tout chaud. L'autopsie fut longue. Personne de nous ne fut malade. Où donc encore était la propriété contagieuse de la peste, pendant et après la vie du pestiféré ? avec des contacts longs, répétés chaque jour au moins deux fois, pourquoi personne de nous n'a-t-il été atteint ? cependant les circon-stances étaient peu favorables pour nous.

« Mais si la peste se propageait par contagion et non par le fait mystérieux de ce qu'on appelle épidémie, il ne devrait pas y avoir de développement moyen de la maladie dans une année plutôt que dans une autre ; car enfin, la contagion une fois admise comme essentielle à la nature même de la peste, et la peste, chez un ou plusieurs individus, étant fortement développée, la force de contagion devrait être en raison di-recte de la violence de cette maladie. C'est donc à autre chose de plus variable que la contagion dans sa manière d'être et dans son action, à des causes générales établies à tel ou tel degré de puissance, qu'il est rationnel d'attribuer la propagation de la peste et les différences d'intensité et de mortalité sous lesquelles elle apparaît dans les différentes années. Et puis, qu'est-ce que c'est que la contagion d'une maladie qui cesse officiellement à telle saison, à telle époque de saison, à telle température de l'air, qui varie dans son intensité d'action avec les variétés atmosphériques d'humidité, de froid, de transitions brusques des températures du jour et de la nuit? Si l'on veut appeler cela contagion, alors on n'a plus rien à faire avec ce qu'on appelle contagion par contact des hommes et des choses.

« Enfin, je n'ai plus besoin d'ajouter que c'est en nous foi et conviction, que la peste n'est point transmissible; car nul ne s'amuse à s'exposer soi et sa famille, c'est-à-dire ce qu'il a de plus cher, même à l'apparence d'un danger. Ce serait une folie plus grande encore que la folie des partisans des quarantaines, plus dérisoire que les mille et une frayeurs qu'inspire un brin de paille, une plume, un poil, un légume, un fil, etc., etc. »

Il est bon de dire que M. le docteur Perron est un des médecins les plus éclairés de l'Égypte, et qu'il observe la peste avec beaucoup de soin depuis 1835.

M. le docteur Clot-Bey, inspecteur général du service de santé de l'armée égyptienne, et président du conseil de santé, m'écrivait de son côté le 4 septembre dernier :

« Depuis mon retour en Égypte (en 1840), j'ai eu de nouveau l'occasion d'étudier la peste. Si j'avais eu besoin d'autres preuves que celles que j'avais déjà recueillies, pour me convaincre de sa non-contagion, ce que j'ai vu ces deux dernières années m'en fournirait de nombreuses et de puissantes.

« Le caractère épidémique de cette maladie s'est révélé par le grand nombre d'individus qui en ont été atteints malgré la séquestration la plus stricte, et la non-contagion a été démontrée par l'impunité avec laquelle une quantité de personnes se sont mises en contact avec les pestiférés, et par une singularité inexplicable, toute proportion gardée, il y a eu beaucoup plus d'attaques au milieu des quarantaines que parmi les personnes en libre pratique.

« Je prépare pour l'Académie de médecine, ajoute M. Clot, un Mémoire sur la peste, renfermant les faits que j'ai observés depuis la publication de mon ouvrage. Ce qu'il contiendra de plus important, ce sont trente-trois rapports de médecins européens qui ont étudié la peste dans ces deux dernières années (1841 et 1842), et qui tous, excepté trois, se déclarent formellement contre la contagion. »

Par sa haute et double position, notre honorable compatriote, M. Clot, a été plus à même que personne d'avoir des renseignements nombreux et exacts, et d'adopter, par conséquent, une opinion conforme à la vérité.

Si l'espace me le permettait, je pourrais citer ici beaucoup d'autres autorités plus ou moins imposantes, qui tendent toutes à établir que la peste n'est point une maladie contagieuse. Et si des autorités je passais aux faits eux-mêmes, j'en remplirais des volumes. Les écrits que j'ai cités plus haut et ma correspondance particulière m'en fourniraient une multitude. Les ouvrages des contagionistes eux-mêmes en contiennent qui ont d'autant plus de poids qu'ils ont été recueillis par des hommes qu'on ne saurait accuser de partialité en faveur de la non-contagion. Mais ce n'est point ici le lieu; j'écris une pétition, et non un traité sur la peste. Le lecteur saura, du reste, puiser ces faits aux sources où ils existent.

DU CARACTÈRE ÉPIDÉMIQUE DE LA PESTE.

Mes études sur cette maladie m'avaient convaincu depuis longtemps qu'elle est épidémique, qu'elle se propage par l'intermédiaire de l'air, et que la séquestration la plus rigoureuse n'en préserve point d'une manière absolue, bien qu'elle soit généralement suivie de bons effets qui ne sont que le résultat de la position physique et morale des sujets séquestrés et des conditions hygiéniques dans lesquelles ils se trouvent placés ; mais j'avais des doutes sur le caractère contagieux ou non contagieux de cette affection. Eh bien ! je déclare aujourd'hui que ces doutes s'affaiblissent dans mon esprit à chaque nouvelle épidémie de peste qui éclate sur les bords du Nil et dans le Levant, grâce aux laborieuses et hardies investigations des médecins européens qui habitent ces contrées, et particulièrement l'Égypte, et qui ont déjà rendu de grands services à l'humanité, à la science et à la civilisation. Ils ont approché des pestiférés comme on approche de tout autre malade, sans réserve et sans précaution aucune, et le résultat a prouvé qu'ils avaient raison en se conduisant ainsi. Voilà comme les hommes de cœur savent étudier les épidémies, et non en redoutant, comme le fait M. Pariset, et les malades et leurs effets et les cadavres, et en ne voyant partout que des germes de contagion, la maladie et la mort.

Du reste, les faits qui établissent que la peste est une maladie épidémique sont nombreux, positifs et d'une grande évidence. Il a donc fallu un étrange aveuglement pour soutenir pendant des siècles que cette maladie ne se propage que par le contact des personnes et des choses, et qu'en évitant toute communication avec les individus et avec les objets réputés pestiférés on est constamment à l'abri du fléau ; et c'est sur cette erreur matérielle et flagrante qu'est fondé le système sanitaire européen ! Aussi les lazarets institués contre cette maladie ont-ils été inefficaces pour la repousser, comme je le prouverai plus loin.

Il n'y a pas dans tout le cadre nosologique une seule maladie dont le caractère épidémique soit mieux marqué que celui de la peste. Les époques variées de son développement suivant les latitudes et les diverses localités, sa période d'accroissement, son summum d'intensité, les modifications variées que lui impriment les phénomènes météorologiques, son déclin graduel au bout d'un certain temps, enfin sa cessation spontanée indépendante de toute puissance humaine, sont autant de circonstances qui démontrent l'épidémicité de la peste. Eh bien ! malgré des faits si évidents, et si souvent reproduits en Égypte et dans tout le Levant, il est encore des hommes qui nient que cette maladie soit endémique dans certaines contrées, et que, suivant l'intensité de la cause morbifique ou la prédisposition des individus, elle se présente tantôt d'une manière sporadique, tantôt sous la forme d'une épidémie plus ou moins meurtrière. De ce nombre est M. Bulard, dont les travaux ont fixé pendant un certain temps l'attention de l'Europe, et ont eu pour résultat la propagation de graves erreurs. Ce médecin a montré dans l'étude de la peste, soit en Égypte, soit dans le Levant, un courage digne d'éloges ; mais il a pris malheureusement une fausse direction, et, loin de servir l'humanité et la science, il leur a nui à un très-haut degré.

Parmi les faits qui prouvent que le développement de la peste est dû à un principe morbifique répandu dans l'atmosphère, il en est de fort curieux, qui méritent d'être signalés ; je veux parler des douleurs glandulaires qui se font sentir aux approches des épidémies de cette affection et pendant leur durée, et servent à révéler ses différents degrés d'intensité. Ces faits ont été observés en Europe, en Asie et en Afrique.

DES DOULEURS GLANDULAIRES CONSIDÉRÉES COMME SIGNES PRÉCURSEURS ET DIAGNOSTIQUES DE LA PESTE.

Guillaume Potel, ancien chirurgien juré à Paris, qui fut témoin des épidémies de peste qui ravagèrent cette ville en 1596, 1597, 1606, 1607 et 1619, s'exprime de cette manière sur le point dont il s'agit :

« Moy ayant eu la peste dès l'année 1596 estant avec mon maistre Hamelin, à l'Hostel Dieu qui pour lors estoit employé à pencer les malades de la contagion en ceste ville de Paris, la partie en laquelle j'ay eu la maladie, me sert de prognostic certain qu'il doit arriver une année pestilentielle. Ce que j'ai expérimenté assez de fois, en l'année 1606, 607 et 619, par de grandes douleurs que je sentois en icelle partie, sans qu'il y survînt thumeurs ny aucune inflammation. Et alors que mes douleurs augmentoient, aussi faisoit le nombre des malades. Moy estant esbahy, et pour me rendre plus certain, ne trouvant point ce me semble de raisons naturelles, je me suis enquis de plusieurs, lesquels auparavant et en diverses années auroient eu la peste, s'ils sentoient quelques douleurs ; ils m'ont dit la même chose [1]. »

---

[1] *Discours des maladies épidémiques ou contagieuses advenues en ceste ville de Paris, ès années 1596*, etc., page 99.

Robert Boyle rapporte des faits encore plus remarquables. Il parle d'un homme qui, environ trois mois avant que la peste se montrât à Londres, en 1665, « assurait qu'il était certain que cette maladie serait très-violente à Londres l'été suivant. Il donnait pour motif de cette prédiction que, dans la dernière grande peste, ayant été atteint de cette maladie, il eut une tumeur pestilentielle, et que dans les deux pestes subséquentes, quoique très-inférieures à la grande, une semblable tumeur avait été l'avant-coureur de l'épidémie (*its foreruner*), et qu'ayant à présent une grosse tumeur dans l'endroit sus-mentionné, il ne doutait point qu'elle ne fût suivie d'une violente pestilence [1]. »

Suivant le même auteur, une femme, âgée de près de quatre-vingts ans, disait souvent qu'elle pouvait connaître si la peste existait à trente milles du lieu où elle résidait, par les douleurs qu'elle éprouvait dans les cicatrices de trois ulcères pestilentiels qu'elle avait eus dans son jeune âge, avant qu'elle fût mariée [2].

Ce fait ressemble beaucoup à celui que rapporte M. le docteur Gasc, médecin inspecteur de l'armée. « Lorsque j'étais, dit-il, dans le gouvernement de Caminieck, au commencement de 1814, époque où la peste régnait dans les contrées voisines, sur les frontières de la Turquie, j'ai connu une dame qui, dans sa jeunesse, avait eu la peste à Constantinople, et à laquelle il était resté sur la poitrine une cicatrice considérable à la suite d'un charbon pestilentiel. Cette cicatrice était douloureuse alors, et cette dame avait remarqué que la sensibilité de cette partie se développait chaque fois que la peste ravageait les pays limitrophes [3]. »

Sauvages rapporte un fait qui est également une preuve évidente de l'action morbifique de l'atmosphère pendant les épidémies pestilentielles. En 1720 et 1721, la peste cessa et reparut plusieurs fois dans la petite ville d'Alais, où ce

---

[1] *The works of Robert Boyle*, in-4°, London, 1772, vol. V, page 724.
[2] Boyle, vol. VI, page 429.
[3] Voir sa *Traduction des matériaux pour servir à une doctrine générale sur les épidémies et les contagions*, par Schnurrer, page 45.

médecin a vu le jour, et voici ce qu'il raconte à ce sujet :

« M. Privat, docteur en médecine, qui se trouvait absent d'Alais, y revint au commencement de l'invasion de la peste. A peine fut-il dans la ville, qu'il commença à sentir une douleur de la glande inguinale. Cette douleur dura pendant tous les redoublements de l'épidémie ; de sorte qu'elle cessait dans le temps de l'intermission. Ce médecin prédit plus d'une fois le retour de la maladie, instruit, pour ainsi dire, par la douleur à l'aine qui recommençait, et il se moquait avec raison du peuple et des magistrats, qui rejetaient le retour de l'épidémie sur quelque communication illicite, ou sur l'importation de quelque marchandise infectée, et qui faisaient punir de mort ceux qui contrevenaient aux lois portées pour empêcher toute communication, comme s'ils avaient été coupables du retour de la contagion [1]. »

Les faits de cette nature sont très-communs dans l'Orient. En voici quelques-uns. Le docteur Pâris, qui a voyagé dans ces contrées, s'exprime ainsi dans un article intitulé *Signes diagnostiques de la peste :*

« On connaît, dit-il, que la peste règne dans un pays, par la relation de ceux qui autrefois ont été attaqués de peste. Les cicatrices de leurs bubons ou charbons sont douloureuses en raison de la quantité et de la qualité de la pestilence régnante. ..... Expliquera qui pourra l'analogie de cette douleur avec la peste existante ; mais il est très-certain que cette disposition est universelle. Ainsi, dès qu'on saura par des anciens pestiférés que leurs cicatrices sont devenues un peu douloureuses, on sera instruit qu'il y a de la peste dans le pays. Par le degré de la douleur on jugera du caractère de la pestilence [2]. »

« Une observation fort singulière, et néanmoins certaine, dit Sonnini, c'est que lorsqu'on a été une fois attaqué de la peste, et que l'on se retrouve, même longtemps après, dans un lieu où elle règne, l'on ressent des douleurs sourdes, des

[1] *Nosologie méthodique*, trad. *française*; Paris, 1770, in-8°, tome I, page 552.

[2] *Mémoire sur la peste*; Paris, 1775, page 18.

tiraillements, des élancements à l'endroit où était le bubon.
Ces symptômes sont même un moyen d'annoncer l'invasion
prochaine de la maladie. L'on a vu des gens qui, se trouvant
dans des lieux où l'on n'apercevait aucun signe de peste, se
plaignaient de ces douleurs lancinantes, et l'on ne tardait
pas à y voir paraître les symptômes de la contagion [1]. »

Au rapport du voyageur Guys, M. le comte Desalleurs,
ancien ambassadeur de France à Constantinople, avait dans
son hôtel une espèce de *loimomètre* qu'il consultait quelquefois : c'était un vieux domestique appelé César, qui avait eu
deux fois la peste. « Lorsque le mal faisait des progrès, et
que M. Desalleurs lui disait : Eh bien! comment sommes-
nous pour la peste? — Monseigneur, répondait César, mauvais signes! mes pestes me font bien mal [2]. »

M. le docteur Brayer, qui a habité neuf années Constantinople, regarde les douleurs qui se font sentir dans les cicatrices des bubons et des charbons pestilentiels comme un
signe précurseur et révélateur de la peste.

« Il y a, dit-il, des personnes si susceptibles, qu'aux four-
millements, tiraillements, élancements qu'elles ressentent
dans les cicatrices plus ou moins anciennes de leurs bubons
et de leurs charbons pestilentiels, elles annoncent l'invasion
de la saison morbide [5]. »

Selon M. Brayer, l'absence de ces phénomènes fournit au
contraire un pronostic favorable. « Si, dit-il, aucune personne de grande susceptibilité nerveuse ou à cicatrice douloureuse ne se plaint d'élancements dans les aines ou les
aisselles, alors il y a tout lieu d'espérer que la saison morbide
se passera sans peste aucune, ou que l'épidémie sera très-
bénigne (p. 265). »

Je pourrais corroborer par de nombreux témoignages ce
que je viens de dire sur les douleurs glandulaires ressenties à

[1] *Voyage en Grèce et en Turquie,* page 346.
[2] *Voyage littéraire de la Grèce, auquel on a joint un voyage de So-
phie à Constantinople,* etc. tome II, page 80.
[5] *Neuf années à Constantinople; Observations sur la peste, la non-
contagion de cette maladie,* etc., tome II, page 362.

Constantinople en temps de peste, par ceux entre autres des médecins Timoné [1] et Dallaway [2], mais cela est inutile. Je citerai seulement quelques-uns des faits qui ont été observés en Égypte, particulièrement pendant l'épidémie de 1835. Louis Frank, qui faisait partie de notre armée d'Orient, s'exprime ainsi sur les douleurs dont il s'agit :

« Indubia et constans in Ægypto observatio est, pestem brevi in quapiam regione erupturam, vel eam indubie jam adesse, cum homines, qui morbo hoc jam alio tempore laborarunt, dolores in cicatricibus bubonum, vel carbunculorum persentiunt... Mihi ipsi occurrerunt individua, quæ tempore pestis, sæpe dolores lancinantes in glandulis subaxillaribus et inguinalibus persentiunt. Egomet ipse, qui nunquam morbo hoc affectus fui, sensum hunc doloris præsertim in inguine habui [3]. »

« A l'époque de la grande peste (en 1835), dit le docteur Lachèze, dans les meilleures quarantaines on était garanti d'une manière presque absolue ; l'influence épidémique se faisait sentir en déterminant des douleurs dans les régions où se trouvent des glandes lymphatiques, surtout chez les personnes qui, dans d'autres épidémies, avaient été attaquées de la peste. Le capitaine Bidet, qui m'amena en Égypte, avait eu la peste en 1825 ; il me disait qu'à cette époque il lui avait été impossible de comprendre comment elle lui était venue, car il avait fait bonne quarantaine ; il me contait cela pendant la traversée. Nous étions à peine dans le port d'Alexandrie, sans avoir communiqué, qu'il éprouvait des douleurs très-aiguës dans l'aisselle, où il avait eu un bubon dix ans auparavant. J'ai appris depuis qu'il avait été attaqué et qu'il était mort. Il ne descendait à terre qu'en prenant les plus grandes précautions, et sans toucher personne [4]. »

Il est bon de dire que M. le docteur Lachèze est contagioniste, et que, racontés par lui, ces faits ont une grande valeur.

[1] *Philosophical transactions.*
[2] *Constantinople ancienne et moderne,* etc., tome I, page 178.
[3] *De peste, dysenteria et ophthalmia Ægyptiaca,* page 23.
[4] *Bulletin de l'Académie royale de médecine,* tome I, page 86.

Après avoir parlé des douleurs glandulaires qui se faisaient sentir en Égypte pendant l'épidémie de 1835, M. le docteur Estienne, qui est un des plus zélés contagionistes, fait observer « qu'il est des cas où les anciens pestiférés éprouvent ces phénomènes sans s'être exposés à la contagion », et même lorsqu'ils sont en état de quarantaine [1] :

Suivant M. le docteur Clot-Bey, il est peu de personnes qui n'aient ressenti, pendant l'épidémie qui ravagea l'Égypte en 1835, des douleurs dans les glandes de l'aisselle ou de l'aine, surtout parmi celles qui avaient déjà eu la peste [2].

Au rapport de M. le professeur Perron, pendant l'épidémie de 1835, « les individus sains ressentaient aussi parfois des douleurs inguinales ou axillaires, ou mieux parotidiques, soit en élancements rapides et passagers, soit en souffrances qui gênaient pendant quelques heures, et même quelques jours. Ainsi, parmi nous, ajoute-t-il, MM. Duvigneau et Fischer en furent atteints [3]. »

Je pourrais multiplier ici les citations de ce genre, mais cela est inutile. Ce que je viens de dire est plus qu'il n'en faut pour démontrer que lorsque la peste règne dans un endroit, il existe dans l'air un principe délétère qui porte particulièrement son action sur le système glandulaire des personnes qui ont déjà éprouvé cette maladie. Ce fait dépose hautement contre le principe qui sert de base à notre régime sanitaire, d'après lequel la peste ne se propagerait que par le contact, tandis qu'il est évident que cette maladie se répand par l'intermédiaire de l'air.

---

[1] *Mémoire sur la peste observée à Alexandrie en 1834 et 1835,* dans le *Journal des connaissances médico-chirurgicales,* février 1837, page 62.

[2] *Lettre,* en date du 26 mars 1836, adressée à la Société royale de médecine de Marseille. (Voir aussi son ouvrage *De la peste,* page 226.)

[3] *Mémoire sur la peste observée en Égypte pendant l'épidémie de 1835,* adressé à l'Académie de médecine de Paris.

DES LOCALITÉS OU ÉCLATE LA PESTE ET DES MALADIES
QUI LA PRÉCÈDENT.

C'est un fait à peu près constant en Asie, en Afrique et en Europe, que lorsque la peste fait son apparition dans une ville, elle se montre presque toujours dans les quartiers les plus sales, les plus encombrés, les moins ventilés, en un mot, les plus insalubres. C'est ce qu'on a observé au Caire, à Alexandrie, à Constantinople, à Londres, à Messine, à Marseille, à Moscou et dans une foule d'autres localités qu'il est inutile de citer. Ce fait n'est pas favorable à la doctrine de l'importation.

Un autre fait qui paraît également contraire à cette doctrine, et que je ne ferai aussi qu'énoncer, c'est que les épidémies de peste sont presque toujours précédées par des fièvres d'un mauvais caractère, et c'est sans doute pour cela que la peste a été si souvent méconnue au moment de son apparition dans diverses villes d'Europe, telles par exemple que Venise, Messine, Marseille, Londres, Moscou, Nnja, etc. Ce n'est pas seulement en Europe que les épidémies de peste ont eu pour précurseurs des fièvres d'une nature grave : la même chose a été observée en Asie et en Afrique à différentes époques, et assez souvent ces fièvres se montrent de nouveau lorsque la peste est à son déclin. D'un autre côté, la manière dont la peste reste circonscrite dans certaines parties du Levant, est encore un puissant argument contre son importation et contre le caractère transmissible qu'on lui attribue.

DE LA LOCALISATION DE LA PESTE DANS LE LEVANT.

Jusqu'à ces derniers temps, que les chancelleries européennes ont persuadé aux Turcs qu'ils peuvent se mettre à l'abri de la peste au moyen de cordons sanitaires, de lazarets et de quarantaines, il n'existait dans tout l'Orient aucune mesure de précaution contre ce fléau, ou s'il y en avait, elles étaient tout à fait insignifiantes. Les communications restaient entièrement libres, en temps d'épidémie comme toujours,

et néanmoins la peste y demeurait circonscrite dans des limites plus ou moins étroites. Les populations ravagées par
le fléau communiquaient sans obstacles avec les populations
saines, et celles-ci n'éprouvaient souvent aucune atteinte de
la maladie, malgré les contacts répétés qu'elles avaient avec
les personnes et les choses réputées pestiférées. Je pourrais
appuyer ce que j'avance d'une foule de faits particuliers bien
constatés, qui prouvent que, comme le choléra-morbus,
la peste respecte souvent des localités plus ou moins considérables, bien qu'elles soient journellement en contact avec
les pays ravagés par ce fléau.

La Perse a de fréquentes relations avec la Turquie, d'où
elle tire une grande quantité de marchandises, et, malgré
l'absence de tout système sanitaire, elle n'éprouve la peste
que bien rarement. Suivant Chardin, « on ne connaît point
en Perse cette maladie meurtrière que nous nommons la
peste[1]. » Et, d'après l'abbé Gaudereau, la peste ne s'y montre
presque jamais[2]. Au rapport de M. Tancoigne, « si la peste est
apportée en Perse par quelque étranger, jamais elle ne s'y
propage. » Ce voyageur ajoute que les Persans ne prennent
néanmoins à cet égard aucune précaution[3]. Suivant Olivier,
« les Persans ne sont presque jamais affligés par ce fléau[4]. »
Enfin, dans son *Histoire de la Perse*, sir John Malcolm parle
des différentes maladies qui attaquent les habitants de ce pays,
mais il ne dit pas un seul mot de la peste, preuve évidente
qu'elle ne s'y montre que rarement[5].

D'un autre côté, la peste ne règne point dans la presqu'île
de l'Inde : *Pestis morbus est Indiarum incolis incognitus*, dit
un auteur cité par Boyle[6], et ce fait est attesté par plusieurs
autres voyageurs.

[1] *Voyage en Perse*, etc., 1734, in-4°, page 278.
[2] *Relation des différentes espèces de pestes que reconnaissent les Orientaux*, etc., page 38.
[3] *Lettres sur la Perse et la Turquie d'Asie*, etc., tome II, page 69.
[4] *Voyage dans l'empire ottoman*, etc., tome I, page 251.
[5] *The history of Persia from early period to the present time*. London, 1815, vol. II, page 530.
[6] *Boyle's works*, London, 1772, vol. V, page 57.

« La peste, dit M. le colonel Capper, fait ordinairement les plus grands ravages en Égypte et en Turquie. Il est inconcevable qu'elle ne les étende point dans l'Indostan, où règne la même religion, où la chaleur est bien plus grande ; et cependant les vaisseaux qui venaient de l'Inde ne prenaient (en 1783) pas même les plus légères précautions [1]. »

Le docteur James Lind (de Windsor) soutient également que la peste n'a jamais régné dans l'Indostan (that the plague has never been known to rage in Hindostan), malgré l'absence de mesures de précaution [2].

Le fait qui suit est également en opposition avec le prétendu caractère transmissible de la peste.

Au rapport du voyageur Burckhardt, « *Asami* et *Fasi* font fréquemment mention de maladies épidémiques à la Mecque.... Toutefois les auteurs ne parlent pas de la peste ; de mémoire d'homme, ajoute-t-il, elle n'avait jamais paru dans le Hedjaz, ce qui avait établi la ferme croyance que le Tout-Puissant préservait cette province des atteintes de ce mal ; mais, en 1815, il se déclara avec une grande violence, et la Mecque ainsi que Djidda perdirent peut-être un sixième de leur population [3]. »

La peste se déclara également avec beaucoup d'intensité à Yambo, qui est le port de Médine, comme Djidda est celui de la Mecque. Le nombre des décès y fut de 40 à 50 par jour, sur une population de cinq à six mille âmes. Malgré cela, « Médine, de même que le pays entre Yambo et Djidda, furent exempts de la peste [4]. »

Cette exemption n'est certes pas favorable à l'opinion de la contagion. Mais était-ce bien la peste qui régna, en 1815, à Djidda, à Yambo et à la Mecque ? Burckhardt ne dit rien qui le prouve, et comme il ne vit pas de malades, il peut y avoir lieu de croire que l'affection qu'il désigne sous le

[1] Voyez la suite des *Voyages en Europe, en Asie et en Afrique*, par Makintosh, tome II de la traduction française, page 356.

[2] *Medical and physical journal*, vol. IX, page 53.

[3] *Voyages en Arabie*, etc., traduction de M. Eyriès, tome I, page 334.

[4] *Ibid*, tome II, page 179.

nom de peste n'était qu'un typhus déterminé par l'état de guerre dans lequel se trouvait alors le Hedjaz, ou bien les fièvres de mauvais caractère communes dans ces trois localités.

Quoi qu'il en soit, c'est un fait bien remarquable, que le pays le plus fréquenté de tout l'Orient ait été pendant des siècles exempt de la peste qu'on nous représente comme éminemment contagieuse. Comment se fait-il que les diverses caravanes qui, chaque année, se rendent à la Mecque des pays ravagés par ce fléau, ne l'aient pas propagé dans la ville sainte une seule fois? Ces caravanes étaient jadis très-nombreuses, surtout celles du Caire, de Damas et de Constantinople. On assure que la première se composait quelquefois de 40,000 pèlerins [1]. Or, suivant Burckhardt, « peu de pèlerins, excepté les mendiants (qui sont très-nombreux), arrivent sans apporter des productions de leur pays pour les vendre, et cette remarque s'applique tant aux marchands, dont le commerce est le principal objet, qu'à ceux qui sont amenés par le zèle religieux [2]. » Eh bien! malgré cette immense affluence d'individus et de marchandises sur un même point, venant de pays pestiférés, jusqu'à l'année 1815, le Hedjaz avait été exempt de la peste. Comment concilier un pareil fait avec le système de l'importation et de la transmission? Ajoutez à cela que les habitants du Hedjaz tirent de l'Égypte tous les grains qu'ils consomment, et que ce commerce donne encore lieu à de nombreuses communications entre les deux pays [3].

Il paraît, d'un autre côté, qu'en Égypte la peste ne s'étend point au delà de la première cataracte. Ce fait est attesté par le témoignage formel de plusieurs voyageurs, et se trouve confirmé par le silence des autres. « La peste bubonique, dit M. le docteur Aubert, ne passe jamais la première cataracte. Elle règne dans toute l'Égypte, ravage Essouan et ne remonte

[1] Pococke, *Voyage en Orient*, vol. III, page 134.
[2] Ouvrage cité, tome I, page 353.
[3] Browne, *Voyage dans la haute Égypte*, etc., tome I, page 113; voyez aussi Niebuhr, *Description de l'Arabie*, page 99.

ni à Philé ni en Nubie[1]. » Or, les communications entre l'É-
gypte et l'intérieur de l'Afrique sont assez nombreuses pour
y introduire la peste, si elle était aussi transmissible qu'on
le prétend. Là, il n'y a ni cordons sanitaires, ni lazarets, ni
quarantaines ; les caravanes se portent librement du nord au
sud sans y répandre ce fléau, qui reste toujours circonscrit
dans certaines limites, tandis que la petite vérole, qui est une
maladie contagieuse, a envahi tout le globe ; elle règne dans
tous les temps, dans tous les lieux, sous toutes les latitudes.

Mais lorsqu'il n'existait absolument aucune mesure sanitaire dans les États musulmans, les ports de ces États n'étaient
pas ravagés constamment par la peste. Au contraire, ce fléau
ne s'y montrait épidémiquement que de loin en loin, ainsi
que l'attestent une foule de voyageurs contagionistes. Voici
comment s'exprime Sonnini sur ce point :

« A l'époque de mon voyage en Égypte (en 1777), il y avait
déjà plus de douze ans que la peste ne s'y était fait ressentir,
quoique les habitants ne prissent aucune précaution pour s'en
garantir. Des vaisseaux de Constantinople, véritable foyer
d'une contagion sans cesse existante, abordaient fréquemment
à Alexandrie ; les caravanes d'Afrique arrivaient au Caire plusieurs fois l'année, et aucun symptôme pestilentiel ne s'était
laissé apercevoir. L'on a vu même, ajoute Sonnini, qu'en
1780, une caravelle du grand-seigneur était entrée dans le
port vieux d'Alexandrie, ayant la peste à son bord. Un homme
qui se trouvait près d'un coffre que l'on ouvrit tomba raide
mort, frappé par les miasmes pestiférés qui en sortaient. Cependant tous les Turcs de ce vaisseau descendirent à terre, se
répandirent dans la ville, sans qu'on en conçût la moindre
inquiétude ; ils communiquèrent avec les habitants, et il n'en
résulta aucun accident[2]. »

Après un séjour de quinze années à Alexandrie et à Constantinople, M. le chevalier Butel n'est pas moins explicite
sur le point qui nous occupe.

[1] *De la peste ou typhus d'Orient*, etc., page 101.
[2] *Voyage dans la haute et basse Égypte*, tome II, page 18.

« J'ai démontré, dit-il, l'absence de la peste en Égypte
pendant douze années. Je dois faire observer encore que la
marine des deux ports d'Alexandrie, ouverts à tous les vaisseaux que son commerce y attire, ne pouvait manquer d'en
voir aborder fréquemment des contrées du Levant et de la
Barbarie, où la contagion régnait, et qui en étaient infectés :
aussi serait-on fondé dans l'assertion que toutes les pestes
s'y donnaient rendez-vous, pour venir expirer sur le sol de
l'Égypte ; puisque aussitôt l'arrivée des navires contaminés,
les marchandises en étaient également débarquées, consignées à leurs propriétaires, emmagasinées, et les malades in-
stallés dans la ville, où ils se faisaient soigner, mouraient ou
échappaient, sans que les habitants y prêtassent la moindre
attention, sans que les Européens même en conçussent la
plus légère alarme, tant la conviction de l'expérience leur
était garante que ces diverses contagions n'avaient aucune
action sur le pays, et ne se communiquaient jamais [1] !

Le voyageur Savary a vu ce qui suit : « En 1778, les cara-
velles du grand-seigneur abordèrent à Damiette, et débarquèrent, suivant la coutume, les soies de Syrie. La peste est
presque toujours à leur bord. Ils mirent à terre sans opposition leurs marchandises et leurs pestiférés. C'était au mois
d'août ; et comme l'épidémie s'éteint en Égypte dans cette
saison, elle ne se communiqua point. L'été suivant, des navires de Constantinople, infectés de cette maladie, arrivèrent
au port d'Alexandrie. Ils débarquèrent leurs malades sans
que les habitants en reçussent aucun dommage. Depuis cette
époque, continue Savary, des navires de Smyrne y ont apporté cette contagion au commencement de l'hiver, et elle
s'est répandue dans le pays [2]. »

Les faits de ce genre se sont reproduits des milliers de
fois, soit en Égypte, soit dans les autres pays soumis à l'empire du croissant, et ils doivent être d'autant moins suspects
qu'ils sont rapportés par de fervents contagionistes.

[1] *Mémoire sur la peste, Journal universel des sciences médicales*,
janvier 1826, page 19.
[2] *Lettres sur l'Égypte,* deuxième édition, tome III, page 11.

Mais, dira-t-on, qu'importent tous ces faits négatifs? ils prouvent tout simplement le caractère bizarre, capricieux et inexplicable de la peste, tandis que les mesures sanitaires qui, depuis des siècles, préservent l'Europe de ce redoutable fléau, mettent son caractère transmissible dans le plus grand jour, et tranchent irrévocablement la question. Une telle assertion est loin d'être fondée.

INEFFICACITÉ DE NOS MESURES SANITAIRES CONTRE LA PESTE.

Suivant M. le docteur Robert, auteur du *Guide sanitaire des gouvernements européens*, « l'époque réelle de la fondation du lazaret de Marseille remonte à l'année 1383[1] »; et, d'un autre côté, il est généralement admis que le premier lazaret qui ait été établi en Occident[2] contre la peste, est celui de Venise, dont la fondation eut lieu, par conséquent, dans le courant du quatorzième siècle[3]. Eh bien! d'après les recherches de M. Ségur-Dupeyron, Venise aurait éprouvé soixante-trois fois la peste, savoir : deux fois au dixième siècle, cinq fois au onzième, quinze fois au douzième, dix fois au treizième, quatorze fois au quatorzième, onze fois au quinzième, cinq fois au seizième, une fois au dix-septième. Cette dernière épidémie pestilentielle eut lieu en 1630[4].

Suivant le docteur Bertrand, de Marseille[5], et plusieurs autres écrivains, cette ville a éprouvé vingt fois la peste, savoir : six fois avant l'établissement de son lazaret, en 1383, et quatorze fois depuis cette époque. Outre cela, de nombreuses épidémies de peste ont eu lieu dans d'autres villes de la Provence, telles que Aix, Digne, Martigues et Toulon. D'après un dénombrement officiel que le parlement de cette province adressa au roi en 1722, de 1502 à 1664 inclusivement,

[1] *Guide sanitaire des gouvernements européens*, pages 777 et 807.
[2] Suivant quelques auteurs, vers le milieu du sixième siècle, les empereurs d'Orient auraient établi des quarantaines contre la peste.
[3] On peut voir ce que disent sur ce sujet Lancellotti, Bembo, Tentori, Sandi, etc.
[4] *Rapport au ministre*, août 1834, page 12.
[5] *Précis des différentes pestes qui ont affligé Marseille.*

la Provence a souffert douze fois la peste, et plusieurs de
ces épidémies pestilentielles ont eu lieu dans des années où
Marseille était heureusement exempte de ce fléau [1].

Si Venise a plus souffert de la peste que Marseille; si les
épidémies de cette maladie y ont été plus fréquentes que
dans cette dernière ville, soit avant, soit après l'établissement du régime sanitaire, cela s'explique très-bien, à mon
avis, par les causes d'insalubrité qui sont une conséquence
nécessaire de la position de Venise, de sa situation au milieu des eaux.

Ainsi, il résulte des faits que je viens d'exposer, que pendant plusieurs siècles les lazarets de Venise et de Marseille,
qu'on a considérés comme des établissements modèles, n'ont
point opposé de barrières insurmontables à la peste, puisqu'elle a ravagé si souvent ces deux villes, malgré l'existence
de leurs lazarets et toute la rigueur des mesures sanitaires.
J'ajouterai même que Venise et Marseille, bien que munies de
leurs lazarets et de leur régime sanitaire, ont été ravagées
plus souvent par la peste que beaucoup de villes musulmanes
où l'on ne prenait jadis aucune précaution [2].

[1] *Remontrances du parlement de Provence sur les désordres arrivés
dans cette province pendant la durée de la contagion.*

[2] Il était très-ordinaire, lorsque les Musulmans ne prenaient aucune
précaution contre la peste, de voir leurs villes exemptes de cette maladie
pendant des intervalles de cinq, huit, dix, douze, quinze et vingt ans, et
même, dans certains cas, beaucoup plus longs.

Suivant l'abbé Marili, l'île de Chypre avait été à l'abri de ce fléau pendant trente années, ainsi que la Syrie, lorsqu'il y éclata avec une grande
violence en 1760, et, d'après l'abbé Sestini, en 1778, Brousse fut envahie
par la peste après une trêve de vingt ans. James Grey Jackson nous
dit de son côté que la peste paraît visiter l'empire de Maroc une fois
tous les vingt ans, et, suivant Alexandre Russel, les habitants de la ville
d'Alep éprouvent aussi ce fléau une fois tous les vingt ans. Au rapport
du docteur Olivier, « on ne connaît cette maladie à Diarbequir, à Mossul,
que tous les quinze, dix-huit et vingt ans; elle est beaucoup plus rare à
Bagdad et à Bassora, et les Persans n'en sont presque jamais affligés. »

On estime que Constantinople éprouve une épidémie de peste environ
tous les neuf ans. Celle qui désola cette capitale en 1812 vint à la suite
d'une trêve de huit années. L'Égypte inférieure est souvent huit, dix et
douze années sans avoir d'épidémies pestilentielles, et la haute Égypte

On objectera peut-être qu'à ces époques reculées le régime sanitaire n'était ni aussi perfectionné ni aussi rigide qu'il l'est de nos jours, ou qu'il l'a été depuis que ces deux villes ne souffrent plus de la peste. Je répondrai à cette objection par des faits et des autorités péremptoires.

Le philanthrope John Howard fit, en 1786, une quarantaine de quarante-deux jours dans le lazaret de Venise, afin de connaître les mesures de précautions que l'on y prenait contre la peste ; et voici comment il s'exprime sur ce sujet :

« Les Vénitiens furent autrefois une des premières nations commerçantes de l'Europe, et les règlements pour la quarantaine dans leurs lazarets sont sages et bons (*wise* and *good*); mais maintenant, dans presque toutes les parties que j'ai été à même d'examiner, il y a un tel relâchement et une telle corruption dans l'exécution de ces règlements, que cela rend la quarantaine presque inutile, et qu'elle n'est guère plus qu'un établissement pour procurer des places à des employés et à des infirmes [1]. »

Il est à présumer que les abus dont se plaignait Howard étaient déjà anciens lorsqu'il visita le lazaret de Venise, et tout porte à croire qu'ils n'ont point disparu depuis 1786 ; et cependant depuis 1630 Venise n'a pas éprouvé de peste.

On peut dire aujourd'hui du lazaret de Marseille tout ce que Howard disait il y a 57 ans de celui de Venise. J'ai vu de mes propres yeux les abus qui existent dans cet établissement, que l'on regarde comme le *nec plus ultrà* des précautions sanitaires. Je pourrais citer mes observations person-

ne voit paraître ces fléaux qu'à de très-longs intervalles. Enfin, quand, en 1785, la peste éclata avec violence à Tripoli de Barbarie, cette ville en était exempte depuis soixante-dix ans.

Je pourrais citer cent exemples analogues qui prouvent tous qu'une ville peut être préservée de la peste sans mesures sanitaires, bien que communiquant librement et journellement avec des pays ravagés par ce fléau, circonstance qui infirme à un très-haut degré la prétendue efficacité des lazarets et de tout ce qui constitue le régime sanitaire.

[1] ... As to render the quarantine almost useless, and little more than an establishment for officers and infirm people. (*An account of the principal lazaretos in Europe*, etc., 1789, in-4°, page 22.

nelles, ainsi que celles de plusieurs de mes amis que des quarantaines répétées ont mis à même de bien connaître comment les choses se passent dans le lazaret de Marseille ; mais je préfère mettre sous les yeux de la Chambre les observations d'un honorable membre de l'intendance sanitaire elle-même. Cet intendant de la santé est un homme consciencieux, et de plus un zélé contagioniste ; ainsi, son témoignage ne saurait être suspect.

D'après un Mémoire qui fut adressé, en 1831, à M. le ministre du commerce, par M. Alby aîné [1], qui était à cette époque intendant de la santé, il existe dans le lazaret de Marseille d'énormes abus, sur lesquels l'auteur appelle toute l'attention du ministre. Le chapitre dans lequel les violations des règlements sanitaires sont signalées est intitulé : « Des abus qu'à chaque pas l'on rencontre dans le lazaret et ses dépendances ; des fraudes et des infractions qui s'y commettent, et finiront par introduire la peste dans la ville, si l'on n'y coupe court. »

M. Alby commence l'exposé de ces abus par ces mots : « Il paraît que M. le capitaine Dalmas est en position de tout faire au lazaret sans craindre d'être blâmé, et malheur à qui oserait élever la voix contre lui. Eh bien ! je l'élèverai toutes les fois que je le prendrai en faute : je n'ai aucune faveur à attendre de lui, aucune cargaison à placer en lieu choisi, je n'ai à faire sortir ni vin, ni tabac, ni schalls, ni tissus, rien enfin. » (P. 48.)

Ce passage est très-significatif, et les détails qui suivent ne le sont pas moins. On voit que l'intendance sanitaire a eu des démêlés fort sérieux avec l'octroi de Marseille, et il paraît que la douane n'a pas non plus à s'en louer.

« On ne peut se dissimuler, dit M. Alby, qu'il doit se faire une très-forte contrebande aux portes du lazaret, qui sont en grand nombre... Le portier de la grande porte est dans une position fort suspecte : il a neuf enfants, sa femme et lui

---

[1] *Lettre et Mémoire adressés à M. le ministre du commerce et des travaux publics, le 11 août 1831. Marseille, imprimerie de Dufort, rue Pavillon, 20.*

font onze personnes à sa charge, et ses appointements ne sont que de quatre-vingt-trois francs par mois... Il était dans un état voisin de l'indigence quand il fut employé en qualité de portier du lazaret, et, malgré tant de charges, cet homme a encore les moyens de fournir aux frais de construction d'une maison qu'il fait édifier près les Grands-Carmes. C'est vraiment inconcevable !

« Dans plusieurs circonstances, continue M. Alby, la douane a été instruite des fraudes qui se pratiquent ; elle en a souvent écrit à l'administration, encore le 29 mai dernier (1831), pour demander à être prévenue lorsque certaines portes du lazaret, autres que la principale, s'ouvriraient ; ce que l'administration a déclaré ne pouvoir faire. » (P. 49.)

Ces fraudes ont particulièrement lieu « pour la sortie de divers objets prohibés ou soumis à de forts droits. » (P. 46.) Les révélations de M. Alby sur ce point m'étonnent d'autant moins, qu'un voyageur qui revint du Levant, il y a quelques années, m'assura avoir fait sortir du lazaret de Marseille, pendant sa quarantaine, divers objets en laine assez volumineux et d'un très-haut prix. Ainsi, si cet établissement ne contribue point à la conservation de la santé publique, il fournit au moins aux fraudeurs un moyen de tromper le fisc; et, qui plus est, sur les marchandises les plus imposables, sur des objets de luxe.

Mais ce n'est pas tout ; suivant M. Alby, « les précautions prescrites par les lois et les règlements pour la purification des marchandises les plus susceptibles, lors surtout qu'elles nous viennent des lieux les plus suspects, tels que Smyrne et Constantinople, sont ou paraissent négligées au plus haut degré. » (P. 50.)

Cet intendant de la santé dénonce à M. le ministre bien d'autres abus qui ont lieu au lazaret de Marseille ; mais je ne m'y arrêterai point, vu qu'ils ont été signalés avec talent par un honorable membre de l'Académie de médecine, par M. le docteur Londe, dans son excellent article *sur les quarantaines*, article qui a beaucoup contribué à éclairer le public sur les vices de nos institutions sanitaires. M. le docteur

Boudin, qui a passé plusieurs années dans le lazaret de Marseille comme médecin militaire, a également fait connaître
les nombreux abus qui existent dans cet établissement[1].

Ainsi l'on voit, par le propre témoignage d'un membre de
l'intendance sanitaire, que le *relâchement* et la *corruption* ne
sont pas moindres dans le lazaret de Marseille que dans celui de Venise, et ce sont là les deux établissements sanitaires
modèles de l'Europe; qu'on juge de ce que doivent être les
autres : ceux de Malte et d'Odessa jouissent aussi d'une
grande réputation, ce qui n'a point empêché la peste de se
montrer une fois à Malte et plusieurs fois à Odessa dans le
courant de ce siècle.

D'après les faits que je viens d'exposer, il est évident que
la cessation des ravages de la peste dans l'Europe occidentale n'a point coïncidé, comme on le prétend, avec l'établissement du régime sanitaire dans cette partie du monde; et
il est plus que probable que la rareté de ce fléau parmi nous,
depuis plus d'un siècle, est due aux progrès de la civilisation et de l'hygiène publique et privée, et non à la fondation
des lazarets et des quarantaines. Ce qui se passe en Egypte
depuis dix ans vient à l'appui de ce que j'avance.

INEFFICACITÉ DES QUARANTAINES EN ÉGYPTE.

En 1813 et en 1814, Mehemet-Ali fit établir un lazaret à
Alexandrie dans le but de s'opposer à l'introduction et à la
propagation de la peste; mais les précautions sanitaires que
l'on prit à cette époque, d'après les instances des gouvernements européens, furent bientôt abandonnées[2].

En 1833[3], un bureau de santé fut créé à Alexandrie, et

[1] *Coup d'œil sur notre législation et sur nos institutions sanitaires;*
dans le *Recueil de Mémoires de médecine, de chirurgie et de pharmacie
militaires*, tome XLVII, page 239.

[2] Voyez Thomas Legh, *Narrative of journey in Egypt*, page 25; et
Burckhardt, ouvrage cité, tome I de la traduction française, page 175.

[3] Suivant MM. Robert, directeur des quarantaines de l'empire ottoman,
et Marchand, médecin de l'intendance sanitaire, en 1833 le service sanitaire fut définitivement organisé dans cet empire. Combien de fois la
peste n'y a-t-elle pas régné depuis cette époque!

commença à fonctionner en juillet 1834; mais il fut désorga-
nisé pendant la peste qui suivit, et on le rétablit vers le milieu de 1835. Ce bureau est composé d'un certain nombre de
consuls européens, choisis par leurs collègues, et agissant
comme leurs délégués sous la sanction du gouvernement,
et il a des agents à Rosette, à Damiette, à Aboukir et sur
beaucoup d'autres points [1]. Eh bien! depuis la création d'un
système sanitaire régulier en Egypte, en 1835, la peste s'est
montrée annuellement dans ce pays, où elle a fait d'assez
grands ravages. On a beau établir des quarantaines et sur le
littoral et à l'intérieur; on a beau tourmenter les voyageurs
de mille manières, nuire au commerce, entraver les relations de tous genres, le fléau n'en va pas moins son train; il
fait acte de présence tantôt sur un point, tantôt sur un autre, malgré toutes les précautions sanitaires que prend le
gouvernement égyptien, qui, dans cette circonstance, agit
avec toute la ferveur d'un nouveau converti.

En 1825, M. Moreau de Jonnès disait, en parlant de l'É-
gypte : « Des institutions sanitaires sur le modèle de celles
de la France ne tarderont pas à préserver cette belle con-
trée des ravages de la peste [2]. » Vain espoir ! les institutions
sanitaires sont actuellement, en Égypte, d'une rigueur extrême, et, malgré cela, elles ne préservent point ce pays des
ravages de ce fléau. Voici, du reste, ce que M. le directeur
de l'École de médecine du Caire m'écrit à ce sujet :

« Grâce à vos efforts, à vos fatigues, à votre persévérance,
les questions sanitaires font des progrès en France. Ici elles
vont en rétrogradant. Maintenant, des peureux ont fini par
persuader au pacha l'*indispensabilité* des quarantaines, et cette
année nous avons vu, pour deux pestiférés qui se sont présentés à notre hôpital, des pratiques vraiment incroyables,
tant elles sont ridicules. » De son côté, M. Clot-Bey me con-
firme ce redoublement de zèle contagioniste. « Aujourd'hui,
dit-il, on commence à admettre que la maladie naît dans le

[1] Arthur T. Holroyd's, *The quarantine laws, their abuses and incon-
sistencies*, pages 13 et 14.

[2] *Le Commerce au dix-neuvième siècle*, tome II, page 145.

pays, et on ne s'en tient plus aux quarantaines du littoral.
On en établit dans chaque province, afin de pouvoir saisir
le mal dès son apparition et l'étouffer, comme si les causes
n'étaient pas là pour le reproduire. » Les mesures sanitaires
que l'on prend en Égypte depuis près de dix ans ont sans
doute des inconvénients; mais il en résultera la preuve positive que les quarantaines les plus rigoureuses ne préservent
point de la peste.

Enfin, il se passe en ce moment sur les bords du Nil ce
qui se passa en Europe lors de la fondation du système sanitaire, et même longtemps après; on construisit des lazarets,
on établit des quarantaines, et la peste n'en continua pas
moins ses ravages, qui ont ensuite cessé à mesure que la civilisation a fait des progrès. En sera-t-il de même en Égypte?
cela est probable. Londres ancienne était une ville très-insa-
lubre, où la peste était, pour ainsi dire, en permanence dans
certains quartiers. Londres moderne est, au contraire, une
ville fort saine qui ne connaît point la peste, malgré ses
quinze cent mille âmes de population; mais il a fallu pour
cela le terrible incendie de 1666 [1].

Les contagionistes attribueront sans doute cette exemption aux mesures sanitaires. Nouvelle erreur. « La quarantaine, dit William Eton, n'est d'aucun usage quand on n'a
pas soin d'ouvrir les ballots et d'exposer la marchandise au
grand air, ainsi qu'on le néglige en Angleterre et en Hollande,
où les lazarets deviennent par là parfaitement inutiles. Ils ne
font qu'entraver le commerce, sans garantir le pays du fléau
qui le menace [2]... J'affirme, continue M. Eton, non-seulement d'après la connaissance que j'ai des lazarets, mais
d'après l'avis des officiers de la santé à Malte, Livourne et
Marseille, que je me suis trouvé à même de consulter, que

---

[1] Voyez *Observations on the increase and decrease of different diseases
and particulearly the plague*, by William Heberden, M. D. — L'article
Health of London, dans Rees's *Cyclopedia*, et Maitland's and Nourt-
houck's *History of London*.

[2] They retard trade without securing the country from infection. (*A
survey of the turkish empire*, etc., page 258.)

nos règlements sur la quarantaine sont absolument inefficaces, et que nous sommes constamment exposés au danger de voir la peste apportée de Turquie en Angleterre par chacun des bâtiments qui viennent directement de ce pays [1]. »

Voilà les quarantaines faites en Angleterre jugées par un contagioniste anglais. Celles de la Hollande étaient encore plus imparfaites. Il y a donc tout lieu de croire qu'on a souvent attribué aux mesures sanitaires ce qui était dû tout simplement aux progrès de l'hygiène publique dans l'Europe occidentale.

Après avoir parlé de l'inefficacité des lazarets contre la peste, il est bon de dire quelques mots de l'innocuité des marchandises réputées pestiférées. Les faits que possède la science sur ce point sont également nombreux et incontestables, et par cela même ont un poids immense.

DE L'INNOCUITÉ DES MARCHANDISES RÉPUTÉES PESTIFÉRÉES.

M. Ségur-Dupeyron qui, en 1834, visita officiellement les lazarets de Marseille, de Toulon, de Gênes, de Livourne, de Venise et de Trieste, déclare dans son rapport à M. le ministre, « que les archives des lazarets ne lui ont fourni, depuis 1720, aucune preuve positive que des marchandises aient communiqué la peste. » Or, il est à présumer que si des faits de transmission de la maladie avaient existé sur les registres de ces prétendus *palladium* de la santé publique, ils n'auraient point échappé à la sagacité de ce zélé contagioniste. Quant à l'importation de la peste à Marseille en 1720, elle n'a jamais été prouvée, et tout ce qu'on a écrit sur ce sujet depuis plus d'un siècle ne repose que sur des suppositions. Quand on veut établir un principe, il ne faut s'appuyer que sur des faits démontrés et incontestables.

Le docteur Assalini s'exprime ainsi sur la prétendue trans-

[1] I affirm .. that our quarantine regulations are wholly ineffectual, and that we are constantly exposed to the danger of having the plague imported from Turkey by every vessel which comes directly from that country. (Page 473.)

mission de la maladie par les marchandises : « On dit communément qu'en décachetant une lettre ou en ouvrant une balle de coton contenant les germes de la peste, il y a eu des hommes renversés et tués par la vapeur pestilentielle : je n'ai jamais pu rencontrer un témoin oculaire de ce fait, malgré les recherches que j'ai faites dans les lazarets de Marseille, de Toulon, de Gênes, de la Spézia, de Livourne et de Malte ; et, dans le Levant, tous s'accordent à répéter qu'ils l'ont entendu dire, mais ils ne l'ont pas vu. Parmi les personnes que j'ai interrogées sur ce fait, je nommerai le citoyen Martin, capitaine du lazaret de Marseille, qui depuis trente ans est dans ce poste; ce brave et respectable homme m'a dit que pendant ces trente ans il avait vu ouvrir et éventer des millions de balles de coton, de soie, de laine, fourrures, plumes et autres effets venant de plusieurs endroits où existait la peste, sans que jamais il ait vu aucun accident de cette nature [1]. »

« Il paraît, par les registres de la douane d'Angleterre, qu'aucun des purificateurs des marchandises employés dans les lazarets de ce pays, n'a jamais contracté la peste depuis l'origine de ces établissements [2]. » Ce fait fut établi en 1819 par un comité spécial de la Chambre des communes.

Le proto-medico de Malte écrivait, en 1815, au docteur Maclean : « Depuis quinze ans que je fréquente le lazaret, il n'est arrivé aucune cargaison dont la purification ait infecté un seul individu de l'établissement [3]. » Et, à la même époque, le sous-inspecteur des hôpitaux, Grièves, informa le docteur Maclean que, pendant la peste de 1813, aucune des personnes ainsi employées ne fut affectée [4].

Les faits de ce genre sont si évidents, que les contagionistes eux-mêmes sont forcés de les admettre. Or, comment

---

[1] *Observations sur la maladie appelée peste*, etc. Paris, an IX, page 65.

[2] It appears from the custom-house return, that none of the expurgators of goods in great Britain, at the quarantine establishments, have ever taken the plague since their origin. (Thomas Haucoek's, *Researches on the phenomena of pestilence*, page 233.)

[3] Maclean, tome II, pages 31 et 45. — [4] *Idem.*

les concilier avec le caractère éminemment transmissible
qu'on attribue généralement à la peste? Dira-t-on que les
marchandises que l'Europe reçoit du Levant n'ont pas été
touchées par des individus atteints de cette maladie? Erreur.
Une foule de pestiférés continuent à vaquer à leurs travaux.
M. Ferdinand de Lesseps, qui était consul général de France
à Alexandrie pendant la peste de 1835, m'a assuré avoir vu,
à cette époque, des portefaix tirer des poignées de coton
d'une balle, en essuyer le pus de leurs bubons ou la sanie
de leurs charbons, et remettre ensuite ce même coton
dans les balles. Ce qui se passe sur le port d'Alexandrie doit
certainement se pratiquer ailleurs. Or, il est bon de dire que
le coton ayant éprouvé sur cette place une grande baisse
par suite de l'épidémie de 1835, les Anglais en firent des
achats considérables, qui leur donnèrent de forts bénéfices
et non la peste [1]. Mais, chose remarquable, pendant que les
Anglais chargeaient ainsi sans crainte des cotons pestiférés,
des bâtiments d'autres nations partaient en toute hâte sur
leur lest, tant ils redoutaient la contagion [2]. Quels étaient les
plus sages? le résultat l'a prouvé.

Les faits qui tendent à établir l'innocuité des effets à l'usage
des pestiférés sont également nombreux et bien constatés;
ils ont été observés dans les trois parties du monde ravagées
par la peste, en Europe, en Asie et en Afrique. La cessation
spontanée des épidémies de cette maladie dans les pays musulmans, lorsqu'on n'y prenait absolument aucune mesure
de précaution, que rien n'était désinfecté ni purifié d'aucune
manière, est un fait immense qui mérite d'être pris en très-
haute considération. C'est précisément au moment où le linge,
les hardes, les meubles, tout en un mot, était, pour ainsi dire,
saturé des prétendus germes contagieux, que le mal s'arrê-
tait spontanément pour ne se montrer de nouveau qu'au bout
de plusieurs années. Ce fait s'est reproduit des milliers de
fois, et n'a point servi à éclairer les Francs qui en étaient témoins, tant ils étaient dominés par leur croyance en la con-

[1] Voir le *Journal du Commerce* du 17 mai 1835.
[2] Voir le *National* du 26 avril 1835.

tagion. En Europe, on a employé divers moyens purificateurs dans le but d'anéantir les prétendus germes contagieux
contenus dans les objets à l'usage des malades, ou qui ont
été en contact avec eux ; voyons de quelle efficacité ont été
ces moyens.

DES FUMIGATIONS COMME PRÉSERVATIFS DE LA PESTE.

L'existence d'un principe transmissible de la peste une fois
admise, il était tout naturel de chercher à anéantir ce même
principe dans le but d'empêcher la reproduction du fléau ;
et pour cela on eut recours, dès l'établissement du régime
sanitaire, à la combustion de parfums, amalgames plus ou
moins incohérents de différentes substances, auxquels on
attribuait la vertu de « chasser le venin pestilentiel des corps
spongieux[1]. » Ces moyens désinfectants ont été si nombreux
et si variés, que leurs recettes seules formeraient plusieurs
volumes ; mais celui du lazaret de Marseille se distingue par-
dessus tous les autres par le grotesque et le danger de sa com-
position, car il y entre de l'arsenic. Aussi Desgenettes dit-il,
en parlant de la quarantaine qu'il fit dans cet établissement,
à son retour d'Égypte en brumaire an X : « Je désirerais seulement qu'on supprimât la cérémonie puérile et illusoire du
parfum, la veille de la sortie, et qui consiste à enfumer les
personnes en brûlant une botte de foin[2]. » C'est sur ce foin
en combustion qu'on projetait le mélange désinfectant.

Pendant plusieurs siècles, les contagionistes ont eu une
confiance aveugle dans ces divers moyens de purification ; ils
ont cru avoir ainsi anéanti les germes de la peste des milliers de fois, et préservé l'Europe de ce fléau ; mais l'expérience a démontré que la cérémonie du parfum est, en effet,
puérile et illusoire, comme le dit Desgenettes, et que toutes
les fumigations que l'on faisait jadis et que l'on fait encore de
nos jours, dans le but de détruire le principe contagieux des
maladies, sont complètement inutiles. Dans son histoire des

[1] Papon, *De la peste*, tome II, page 96.
[2] *Histoire médicale de l'armée d'Orient*, deuxième édition, page 232.

lazarets de la ville et de la rivière de Gênes, publiée en 1658, le père Antero Maria avait déjà signalé ce fait capital, mais l'on n'eut point égard à ses observations. « Je supplie, disait-il, toutes les nations chrétiennes, de n'accorder aucune confiance pratique aux parfums sur le principe du mal pestilentiel[1]. »

Si l'avis de ce bon religieux et de plusieurs autres observateurs éclairés avait été pris en considération, on aurait épargné bien de l'argent qui s'en est allé en fumée sans aucun profit pour la santé publique; car il y avait des parfums qui coûtaient des prix fort élevés.

Quand les fumigations de chlore furent en vogue, l'intendance sanitaire de Marseille les substitua à son fameux parfum; mais le 6 juillet 1822, M. le docteur Robert fit à cette administration un rapport au nom d'une commission spéciale, composée de médecins et de chimistes, rapport dans lequel ce grand contagioniste déclare avec douleur que les fumigations avec le chlore ne jouissent d'aucune propriété désinfectante. « Sans doute, dit-il, il est pénible de révoquer aujourd'hui en doute des faits qui ont paru jadis si authentiques; mais comment se refuser à l'évidence d'une multitude de faits nouveaux, qui semblent détruire entièrement les assertions anciennes[2]? »

Les chlorures d'oxydes de calcium et de sodium ont eu à leur tour la réputation de détruire les germes contagieux; mais l'expérience et l'observation sont encore venues prouver qu'ils ne possèdent point cette propriété; qu'ils font seulement disparaître, pendant un temps, la mauvaise odeur. S'il était nécessaire, je pourrais citer ici une foule de faits qui démontrent que les fumigations, soit avec le chlore, soit avec les chlorures, sont absolument sans action contre la fièvre jaune, contre le typhus, contre le choléra-morbus et contre la peste. Les ravages du choléra en Europe nous ont fourni

---

[1] Supplico tutte le nationi christiane, a non dar credito prattico alli profumi sul principio del pestifero morbo. (*Li lazareti de la cittá e rivere di Genova del* 1657, page 516.)

[2] *Guide sanitaire des gouvernements européens*, page 553.

une preuve péremptoire de cette vérité pour ce qui regarde cette maladie. Voici du reste comment le docteur Grassi, médecin du lazaret d'Alexandrie, s'exprime au sujet des moyens désinfectants :

« Laissant de côté, dit-il, les parfums et herbes aromatiques, que je crois plus propres à corrompre l'air qu'à détruire le germe pestilentiel ; je crois, en outre, que les parfums les plus forts ne peuvent être que d'une faible, ou d'aucune utilité, et j'attribue au trop de confiance que j'avais accordée à l'odeur du soufre les malheurs de ma famille en 1835. Je n'ai pas encore, ajoute M. Grassi, des preuves suffisantes des bons effets du chlore. » Puis il cite un fait qui prouve que cette substance ne désinfecte point les objets pestiférés [1]. Telle est l'opinion de l'un des plus fervents contagionistes de notre époque.

Enfin, suivant M. Bulard, qui est aussi contagioniste, « tous les procédés de désinfection successivement préconisés, rejetés ou repris, sont empiriques ; *la panacée des miasmatiques, le chlore et ses dérivés, les acides sulfureux, acétique, hydrochlorique et nitrique, les fumigations aromatiques de bois résineux, de camphre, de cannelle, de bois d'aloès, de genièvre, de poivre, de lavande, de romarin, de sauge, et les trois parfums du lazaret de Marseille*, etc., tous ces moyens sont empiriques et inutiles ; car s'ils agissent réellement, ce n'est que par la somme de chaleur et d'humidité qui accompagne le dégagement de leurs principes volatils. Mieux vaut donc, ajoute M. Bulard, les rejeter tous et recourir seulement à l'eau et à la chaleur, s'il peut être prouvé que ces deux conditions, isolées ou réunies, sont en effet le désinfectant par excellence, le *spécifique extérieur* du principe pestilentiel [2]. »

Ainsi, d'après le témoignage des contagionistes eux-mêmes, et qui plus est, de ceux-là même qui sont employés dans les lazarets, la plupart des moyens désinfectants qui ont été mis

[1] Voir son *Mémoire* en réponse à sept questions qui lui furent adressées par M. Wingfield, consul d'Angleterre à Alexandrie.
[2] *De la peste orientale*, etc. Paris, 1839, page 159.

en usage jusqu'à ce jour, dans le but d'anéantir le principe contagieux de la peste, sont complétement illusoires. D'où il suit que si l'Europe est préservée depuis longtemps de ce fléau, elle ne le doit point aux pratiques fumigatoires en usage dans les lazarets, et qui étaient jadis tant préconisées : l'exemption dont elle jouit tient évidemment à une autre cause, qui est probablement le caractère non transmissible de la maladie.

Ainsi, lorsque nos intendances sanitaires et les médecins placés sous leurs ordres s'attribuent la gloire d'avoir mis la France à l'abri de la peste depuis plus d'un siècle, ils se font pour sûr une trop bonne part. Ils raisonnent : *post hoc, ergo propter hoc*, et l'on sait à quel point ce raisonnement peut être vicieux. Toutes les fièvres jaunes, tous les choléra-morbus et toutes les pestes que ces messieurs prétendent avoir *étouffés* dans l'enceinte de leurs lazarets, y ont bien certainement péri de leur belle mort, comme cela est arrivé des millions de fois dans les pays où l'on ne prend aucune précaution contre ces maladies.

Au surplus, le passage du choléra-morbus en Europe, et ses nombreuses pérégrinations dans cette partie du globe, n'ont-ils pas suffisamment prouvé jusqu'où s'étend la science des partisans des mesures sanitaires, de tous nos prétendus *étouffeurs* de pestes et autres maladies contagieuses ? Un pareil échec était, ce me semble, de nature à ébranler leur confiance dans l'efficacité des cordons sanitaires, des lazarets et des quarantaines, et à leur faire adopter des idées plus conformes à la raison et aux intérêts de l'humanité, de la science et des relations des peuples entre eux.

Si c'était ici le lieu, il me serait facile de prouver que, lorsque l'Europe était souvent ravagée par la peste, les épidémies de cette maladie cessaient au bout d'un certain temps, malgré la très-grande imperfection de tous les moyens désinfectants mis en usage, et pour les combattre et pour en prévenir le retour. L'histoire contient un grand nombre de faits de ce genre, et tout porte à croire que si la peste eût été entièrement livrée à elle-même en Europe, comme elle l'était

alors dans le Levant, elle n'aurait pas cessé un seul jour plus
tard, et que ses ravages auraient même été beaucoup moins
grands; càr nos mesures de précaution ont été souvent plus
désastreuses que le mal lui-même; l'épidémie qui désola Marseille en 1720 en est une preuve, et je pourrais en citer cent
autres exemples.

En exposant le petit nombre de faits généraux qui précè-
dent, je n'ai certes point eu pour but de traiter la question
de savoir si la peste est ou n'est pas contagieuse, mais seulement de faire voir que cette grave question est loin d'être
résolue, malgré tout ce qu'on a dit et écrit sur ce sujet, et
qu'elle mérite, par conséquent, toute la sollicitude des gouvernements européens, qui ne sauraient trop se hâter d'arriver à la solution d'un problème d'un si haut intérêt. Ajoutons que les mesures sanitaires que prennent actuellement
la Turquie et l'Égypte rendent cette solution indispensable,
pour que la navigation à la vapeur dans le Levant ne soit
point entravée à chaque instant par les quarantaines, et ne
devienne une vraie dérision.

« Un pauvre voyageur, m'écrit M. le docteur Clot-Bey,
après avoir visité l'Égypte, veut voir la Syrie : on lui fait faire
quarantaine pour y pénétrer. En quittant la Syrie, il fait de
nouveau quarantaine s'il veut rentrer en Égypte, ou s'il va
à Constantinople. Il veut passer à Athènes, nouvelle quarantaine. Enfin, il fait une autre quarantaine pour rentrer en
Europe. Un pareil système est intolérable ; il n'y a plus moyen
de voyager s'il faut passer si longtemps dans des lazarets très-
mal tenus, où l'on est mal traité, vexé et rançonné. L'établissement des bateaux à vapeur doit briser tous ces obstacles, qui ne servent à autre chose qu'à entraver le commerce,
à empêcher les communications et à s'opposer aux progrès
de la civilisation. »

Toutes ces détentions quarantenaires sont d'ailleurs très-
onéreuses soit au commerce, soit à l'État, ainsi que je l'ai
démontré en 1833 et en 1834, devant l'Académie des sciences,
en m'appuyant sur des documents authentiques, qui me furent fournis avec beaucoup de libéralité par les chambres de

commerce de nos principales villes maritimes et par MM. les ministres de la guerre et de la marine.

DES PERTES CAUSÉES PAR LES QUARANTAINES.

Ainsi, d'après un « état des dépenses occasionnées au département de la guerre pour les frais des quarantaines qui ont eu lieu dans les ports de Marseille et de Toulon, depuis le 1er janvier 1829 jusqu'au 31 décembre 1833, par suite des expéditions faites en Afrique et en Morée », le gouvernement a eu à payer la somme de 2,630,718 fr. 48 cent. Et, d'après un « état des bâtiments de guerre qui ont fait quarantaine dans le port de Toulon pendant les années 1829, 1830, 1831, 1832 et 1833, avec l'évaluation des dépenses auxquelles ils ont donné lieu », nous voyons que ces dépenses se sont élevées à 5,625,947 fr. 58 cent., c'est-à-dire à plus de 1,100,000 fr. par an.

Il est bien entendu que les pertes de temps qu'ont éprouvées les hommes et les bâtiments ne sont point portées dans ces évaluations, et elles sont cependant d'une très-haute importance en économie politique. Les préjudices que les mesures sanitaires occasionnent au commerce sont aussi très-considérables, tant par les dépenses directes qu'elles causent, que par toutes les entraves qu'elles mettent à la navigation et aux opérations commerciales, dont la célérité est la vie, et par les nombreux capitaux qu'elles retiennent hors de la circulation pendant un temps plus ou moins long, et les hommes forts et vigoureux qu'elles plongent dans l'inaction.

La plupart des contagionistes, et particulièrement M. Ségur-Dupeyron, regardent toutes ces pertes comme de véritables misères dont il ne vaut pas même la peine de parler [1]. Cependant il en est d'autres qui ne pensent pas ainsi. Tel est,

---

[1] Après avoir cherché à établir par des calculs erronés que les quarantaines auxquelles nos bâtiments furent assujettis en 1831, en revenant des pays suspectés de fièvre jaune, ne coûtèrent au commerce que 195,395 f., M. le secrétaire du conseil de santé s'écrie : « Voilà donc cette cause de ruine ! 195,000 fr. de dépenses pour 152 millions de marchandises ! En vérité, cela vaut-il la peine de donner la plus légère inquiétude aux po-

par exemple, M. le général Maitland, qui a vu régner la peste dans les îles de Malte, de Gozzo, de Corfou et de Céphalonie, de 1813 à 1816. Après avoir signalé les fâcheux résultats que présente, sous plusieurs rapports, le système sanitaire actuellement en vigueur, cet officier général s'exprime ainsi :

« D'après le même système, les lois sur la quarantaine qui a pour objet d'empêcher l'introduction de la peste, sont accompagnées, dans tous les cas, de très-grands maux, et surtout par les effets fort graves qu'elles ont universellement sur les relations commerciales des différents peuples. Ce serait certainement, ajoute M. Maitland, une chose des plus heureuses si l'on pouvait prouver que le monde a été jusqu'ici dans l'erreur touchant les causes et l'origine de cette maladie [1]. »

Les préjudices et les maux que les mesures sanitaires causent à la société sont si évidents, si palpables pour tout homme non prévenu, que de plus amples détails sur ce sujet seraient superflus. Je ferai seulement remarquer que parmi les diverses causes qui ont concouru à réduire notre commerce dans le Levant à ce qu'il est aujourd'hui, à un état vraiment déplorable, on peut placer avec raison la sévérité de notre régime sanitaire et le monopole que Marseille a eu de ce commerce pendant des siècles [2]. Il est résulté de cet état de choses que, malgré les avantages de notre position, nous sommes supplantés sur tous les marchés d'Orient par les Anglais, les Autrichiens, les Génois, les Toscans et même

pulations en supprimant les quarantaines? Cela vaut-il surtout la peine de nous faire mettre en patente suspecte dans les États méridionaux? » (*Mémoire sur les quarantaines et les pertes qu'elles occasionnent.*)

Le gouvernement a prouvé, par les réformes qu'il a déjà fait subir à notre régime sanitaire, qu'il n'est point de l'avis de M. Ségur-Dupeyron.

[1] It would be most fortunate indeed, if it could be made out that the world had hitherto been mistaken with regard to its causes and its origin. (*Dépêche* adressée à lord Bathurst, en avril 1819.)

[2] Fontanier, *Voyages en Orient entrepris par ordre du gouvernement français, de 1821 à 1829.* — *Turquie d'Asie*, pages 255 et 256. Deuxième volume, même titre que ci-dessus. — *Grèce.* page 118.

par les Américains dont nous ne pouvons pas soutenir la concurrence[1] ; triste situation sans doute et digne fruit de l'esprit de routine dont les Marseillais ont, en général, tant de peine à se débarrasser. Il faut savoir marcher avec son siècle, et ne point rester immobile quand tout se meut autour de nous. Oui, la France doit, en très-grande partie, à Marseille et à la rigueur de ses quarantaines la perte du commerce jadis si florissant qu'elle faisait avec le Levant.

Aujourd'hui même, malgré les importantes réformes opérées dans notre régime sanitaire depuis ma dernière pétition à la Chambre des députés[2], nous sommes encore dépassés de beaucoup par nos voisins du Nord, notamment par l'Angleterre, la Belgique et la Hollande, qui ne soumettent généralement leurs provenances du Levant qu'à de très-courtes quarantaines.

GRANDE RÉDUCTION DES QUARANTAINES EN ANGLETERRE.

En 1825, le gouvernement anglais décida : « 1° que tous les bâtiments venant de la Méditerranée (à l'exception néan-

[1] *Essai sur le commerce de Marseille*, par M. Jules Julliany, pages 214 et suivantes.

[2] Voici les principales modifications que le gouvernement a fait subir depuis huit ans à notre régime sanitaire relatif à la peste :

Il a admis les provenances du Levant dans plusieurs de nos ports de l'Océan et de la Manche.

Il a supprimé les sereines qui se faisaient à bord des navires préalablement à la quarantaine, et qui étaient, suivant la nature de la patente, de six, de douze et de dix-huit jours. Mais lorsqu'un bâtiment avait la peste à bord au moment de son arrivée, ou qu'il l'avait eue pendant son voyage, il faisait une observation de vingt jours, plus cinquante jours de sereines avant d'entrer en quarantaine.

Il a réduit d'un tiers la quarantaine des passagers venus par navires en patente brute et en patente suspecte. Il a supprimé entièrement la quarantaine à laquelle les provenances de Gibraltar et de l'Algérie étaient soumises.

Enfin, il a fait subir des réductions plus ou moins considérables à la quarantaine des provenances de la mer Noire, de Constantinople, de la Grèce et de l'empire de Maroc.

Toutes ces réformes en font espérer d'autres bien plus considérables, et l est à désirer qu'elles ne se fassent point attendre.

moins des ports de la Turquie et des États barbaresques) avec *patente nette*, pourraient être *admis immédiatement à la libre pratique*, sur la simple autorisation du principal officier de la douane dans le port d'arrivée ;

« 2° Que les navires provenant du *Levant* et des États *barbaresques* avec patente *nette* seraient aussi admis immédiatement à la libre pratique, mais *seulement après l'autorisation du Conseil privé* ;

« 3° Que les bâtiments porteurs de patente *touchée* ou *brute* continueraient à subir la quarantaine et à passer par les purifications graduées [1]. »

Le royaume des Pays-Bas suivit l'exemple de l'Angleterre ; mais aussitôt que le gouvernement français fut informé des changements que ces deux pays venaient de faire subir à leur régime sanitaire, il fut frappé de terreur et il leur signifia d'avoir à rétablir immédiatement les anciennes mesures de précaution, à défaut de quoi ils seraient soumis à la quarantaine à leur arrivée dans les ports de France, et s'ils avaient à bord quelques produits du Levant, envoyés au lazaret de Marseille. Afin de prévenir une mesure aussi désastreuse pour leur commerce, les deux gouvernements réformateurs cédèrent, en apparence, aux exigences contagionistes du gouvernement français, mais ils n'en continuèrent pas moins à admettre les provenances du Levant avec une grande facilité, qui a été en augmentant jusqu'à ce jour, ainsi qu'il résulte de renseignements pris à Londres et à Liverpool à diverses époques. Voici du reste ce que M. Clot-Bey m'écrit d'Égypte :

[1] *Rapport fait au conseil supérieur de santé*, par M. Hély-d'Oissel, en date du 20 mai 1825.
En transmettant à M. le ministre des affaires étrangères les faits ci-dessus, M. le consul-général de France à Londres ajoutait « que l'opinion du docteur Maclean, qui prétend *que la peste n'est pas contagieuse*, prévaut en Angleterre, et qu'un fait local vient à l'appui de cette doctrine ; c'est que, tandis que la peste s'est manifestée plusieurs fois dans le lazaret de Marseille, on n'a, de mémoire d'homme, aucune connaissance en Angleterre qu'aucun des purificateurs employés dans les lazarets flottants en ait jamais été atteint. » (*Rapport* cité, page 6.)

« Les quarantaines que font les Anglais ne sont qu'illusoires. Les bateaux à vapeur qui partent d'Alexandrie vont à Southampton, où les passagers sont mis en observation pendant vingt-quatre ou quarante-huit heures, puis ils débarquent, tandis qu'avec nos paquebots français il faut faire vingt jours de quarantaine. On voit des voyageurs partis en même temps d'Alexandrie être libres depuis quinze jours, tandis que les autres sont encore séquestrés. »

« Une circonstance digne de remarque, dit de son côté M. le docteur Labat, c'est que, grâce à l'abolition de la quarantaine à Southampton, on arrive plus tôt (d'Alexandrie) à Londres et même à Paris, en passant par l'Angleterre, qu'en abordant directement à Marseille. En effet, les bateaux à vapeur anglais, qui se rendent directement d'Alexandrie à Southampton, font ce trajet dans quinze ou dix-huit jours. A leur arrivée dans ce port, les passagers n'étant soumis qu'à une quarantaine d'observation de vingt-quatre heures, il est évident qu'on est plus tôt arrivé à Londres et à Paris en prenant cette voie, qu'en débarquant à Marseille, où l'on est soumis à une quarantaine de vingt-cinq jours[1], quarantaine dont l'exagération, fondée sur de vieux préjugés, fait le plus grand tort aux Marseillais[2]. »

D'après un article qui a paru dans le journal *la Presse* du 8 décembre dernier, « à Malte, malgré la funeste influence qu'exerce le système sanitaire de Marseille sur toutes les échelles de la Méditerranée, la quarantaine, quoique nominativement fixée à vingt et un jours, est, en général, bien moins longue dans l'application. D'où résulte cette singularité qui peut à elle seule faire apprécier le mérite de notre organisation sanitaire : un voyageur parti d'Alexandrie et passant par Malte, Gibraltar, Southampton, Paris et Lyon, peut se trouver rendu à la bourse de Marseille cinq jours avant celui qui, parti en même temps, aura pris la route directe et passé par notre lazaret. »

[1] Cette quarantaine n'est généralement que de vingt jours.
[2] Lettre écrite de Suez le 21 avril 1842, et publiée dans *la Constitutionnel* du 10 juillet suivant.

Les choses se passent en Belgique d'une manière analogue. Un bâtiment se présente-t-il devant Dunkerque avec quelques produits du Levant à bord, il est obligé d'aller faire une quarantaine de rigueur au lazaret de Tatihon, ou bien ailleurs. Se rend-il, au contraire, dans un port belge, il n'y est soumis qu'à une simple quarantaine d'observation de deux ou trois jours, et il est admis à la libre pratique. Cet adoucissement des mesures sanitaires a lieu, en Angleterre, en Belgique et en Hollande, depuis près de vingt ans, et ces pays n'ont point souffert de la peste, mais ils ont favorisé leur commerce, pendant que nous, nous opprimons le nôtre absolument en pure perte. Des faits nombreux et positifs prouvent ce que j'avance ; mais il est inutile de les citer.

Le gouvernement autrichien, qui procède toujours avec tant de prudence et une si grande réserve, a lui-même réduit considérablement la quarantaine sur ses frontières de Turquie. Voici comment un voyageur éclairé, M. Jal, s'exprime sur ce sujet :

« La compagnie des bateaux à vapeur du Danube a à Kustendjé un établissement auquel elle n'avait donné jusque-là aucun développement, parce que peu de personnes tentaient la route du fleuve en amont, trop longue quand aux vingt jours de trajet il en fallait ajouter vingt-cinq pour la quarantaine. Maintenant, poursuit M. Jal, que l'Autriche, donnant l'exemple du bon sens au reste de l'Europe, et surtout à notre ville de Marseille, qui n'a pas l'air disposée à en profiter, réduit à vingt-quatre heures l'observation sanitaire qu'elle impose aux voyageurs lorsque Constantinople se porte bien, la fortune de la compagnie est assurée[1]. »

Tous les hommes éclairés et sans prévention qui reviennent du Levant, se récrient hautement contre l'incohérence et la rigueur de nos mesures sanitaires. Un de nos plus célèbres économistes ne tardera pas, j'espère, à faire connaître publiquement le résultat de ses observations personnelles sur cet important sujet, et à faire voir à quel point nous sommes en arrière de nos voisins sur les questions sanitaires.

[1] Voir le journal *la Presse* du 21 octobre 1842.

En septembre 1841, M. le docteur Aubert avait déjà signalé cet état de choses dans un mémoire lu à l'Académie des sciences et adressé de plus à M. le ministre du commerce [1].

Les Chambres et le Gouvernement sentiront sans doute que la France ne peut pas rester plus longtemps dans une position aussi contraire à ses intérêts commerciaux, et qu'il y a urgence de remédier promptement au mal, en réduisant nos quarantaines contre la peste à ce qu'elles sont depuis longtemps en Angleterre et en Belgique. L'immunité de ces deux pays nous est un garant que cette réduction peut être faite chez nous sans aucun danger. L'intendance sanitaire de Marseille, elle-même, doit s'apercevoir que les craintes qui l'ont dominée pendant si longtemps n'étaient pas fondées, puisque les importantes réformes opérées depuis huit ans dans notre régime sanitaire n'ont été suivies d'aucun résultat fâcheux pour la santé publique.

L'un de ces médecins, M. le docteur Robert, publiait, en 1825 : « Le *Code du Levant* doit être considéré comme l'arche sainte, à laquelle il n'est permis de toucher qu'en courant le risque d'être frappé de mort. La rigueur des quarantaines actuelles, ajoutait-il, doit donc être maintenue, et l'on doit soumettre à la quarantaine tous les objets qui ont été regardés jusqu'ici comme non susceptibles [2]. »

Loin de suivre les conseils de ce contagioniste, le gouvernement a porté de rudes atteintes au *Code du Levant*. Il a fait d'importantes modifications dans notre législation sanitaire relative à la peste, et personne n'a été frappé de mort, ce qui doit nous rassurer pour l'avenir.

Nos quarantaines, pour les provenances du Levant, étant réduites ainsi que je le propose, et qu'il y a urgence de le faire, nous pourrons attendre, sans trop d'inconvénients, la solution définitive du grand problème de la contagion ou de la non-contagion de la peste, pour établir notre législation sanitaire sur des bases solides et invariables, ou pour la faire disparaître complètement, s'il y a lieu, et affranchir

[1] *De la réforme des quarantaines de la peste.*
[2] *Guide sanitaire des gouvernements européens,* page 525.

enfin le commerce des lourdes entraves qui pèsent sur lui depuis plus de trois siècles.

NÉCESSITÉ DE RÉDUIRE IMMÉDIATEMENT NOS QUARANTAINES CONTRE LA PESTE.

Ainsi la première chose à faire est de mettre, sans délai, nos quarantaines contre les provenances du Levant, en harmonie avec celles de nos voisins, pour ne pas être plus longtemps victimes d'une sévérité que rien ne justifie. Pourquoi soumettre nos passagers à des quarantaines rigoureuses de vingt jours, lorsque l'Angleterre, la Hollande, la Belgique et l'Autriche ne soumettent les leurs qu'à une simple observation de vingt-quatre ou quarante-huit heures ? Pourquoi nuire à nos intérêts sans nul avantage pour la santé publique? car si la peste était contagieuse, nous devrions la recevoir de nos voisins du Nord contre lesquels nous ne prenons aucune précaution. Nous sommes admirablement placés pour le transport des voyageurs dans le Levant, ne les repoussons pas par des rigueurs sanitaires dont nos rivaux savent s'affranchir, et ne dépossédons pas la France d'une industrie civilisatrice et de plus très-profitable. La prudence, portée trop loin, devient de la pusillanimité, et c'est précisément le cas dans lequel nous nous trouvons. Pense-t-on que les Anglais, les Hollandais, les Belges et les Autrichiens tiennent moins à la vie que nous, et qu'ils la sacrifieraient volontiers pour un avantage commercial quelconque? Non sans doute; seulement ils ont moins peur que nous, et par cela même ils raisonnent plus juste, et prennent des déterminations conformes à leurs intérêts et sans nul inconvénient pour la santé publique; tandis que nous, nous nous laissons traîner péniblement à la remorque, et n'admettons que tardivement, et comme à regret, les réformes que réclament nos propres intérêts comme ceux de l'humanité.

NÉCESSITÉ DE RECHERCHER QUEL EST LE MODE DE PROPAGATION DE LA PESTE.

La seconde chose à faire est de rechercher si la peste est ou n'est pas contagieuse. Cette question a fait de grands progrès depuis 1835, et l'on peut dire qu'une ère nouvelle a commencé par suite de la vive impulsion qui a été donnée depuis quelque temps aux questions sanitaires. L'intendance de Marseille, elle-même, ce modèle du *statu quo*, en a ressenti l'heureuse influence, et l'on ne peut que la féliciter des changements qu'elle a apportés à son organisation et dans ses travaux. Enfin, les esprits sont actuellement des mieux disposés pour que l'on procède sans délai à des recherches approfondies sur le mode de propagation de la peste, et que l'on éclaire l'une des plus hautes questions de la médecine appliquée à la législation. Les réformes que nous avons fait subir depuis 1835 à notre régime sanitaire, relatives à cette maladie, sont certainement très-utiles ; mais elles sont peu de chose auprès de ce qui reste à faire. Il faut attaquer le mal dans sa base, et pour cela s'occuper de la question scientifique dont la solution doit être le point de départ de toute réforme radicale ; les améliorations que l'on peut faire rationnellement en dehors de cette donnée fondamentale ne sauraient s'étendre bien loin.

J'ai dit que deux voies sont ouvertes pour arriver à cette solution si importante et si désirée : *l'observation* et *l'expérimentation* ; d'après cela, il faudrait que le gouvernement français envoyât dans le Levant une commission médicale nombreuse, composée d'hommes éclairés, indépendants, sans opinion préconçue, et amis sincères de l'humanité et de la science. Cette commission se livrerait, dans les contrées orientales, à toutes les recherches propres à nous faire connaître l'origine et le mode de propagation de la peste. Elle visiterait tous les points qui ont été le théâtre habituel de ce fléau ; elle observerait avec soin les épidémies pestilentielles depuis le moment de leur apparition jusqu'à leur terminaison, et suivrait même, s'il était possible, plusieurs épidémies de suite. En un mot, son voyage en Orient ne serait point un simple pèlerinage médical, comme celui de la commission qui fut envoyée à Barcelone en 1821, et dont les rapports erronés ont été si funestes à la France ; cette commission remplirait une mission sérieuse et consciencieuse, qui enrichirait la science et serait utile à l'humanité.

Les médecins français qui habitent l'Egypte sont si pénétrés des services que rendrait une pareille commission, qu'ils s'étonnent, et avec juste raison, de l'apathie dans laquelle nous restons à cet égard.

Le docteur Clot-Bey m'écrivait, en septembre dernier : « Il est à désirer que les gouvernements et les corps savants de l'Europe envoient des médecins pour observer la peste dans le Levant ; des hommes éclairés et indépendants s'en retourneraient ; j'en suis sûr, avec la conviction que cette maladie n'est pas plus contagieuse que la fièvre jaune et le choléra. »

Le gouvernement devrait en même temps engager les autres Etats intéressés à la solution du problème, à faire faire également de leur côté des recherches sur le mode de propagation de la peste, de manière à former un faisceau de lumières propre à éclairer tous les doutes et à porter la conviction dans tous les esprits ; car les réformes sanitaires doivent, autant que possible, être faites d'un commun accord avec les divers gouvernements européens, après en avoir étudié les bases sous tous les rapports.

Indépendamment de cela, le gouvernement français devrait faire faire des expériences, soit dans le lazaret de Marseille, soit sur quelque autre point du littoral de la France, qu'on disposerait pour cela, dans la vue de s'assurer si la peste est transmissible au moyen des hardes qui ont servi aux pestiférés. Dès l'année 1826, l'Académie royale de médecine reconnaissait que la voie expérimentale est la seule qui puisse conduire à la solution du problème dont il s'agit. Si cette voie n'est pas la seule, comme le pensait alors l'Académie, elle est bien certainement la plus prompte ; c'est l'opinion des médecins éclairés qui ont observé la peste dans ces derniers temps. Enfin, le gouvernement peut être certain qu'il ne manquera pas de médecins dévoués pour servir aux expériences. Quant à moi, je demande de nouveau à me soumettre le premier à toutes les épreuves qui seront indiquées par nos deux premiers corps savants.

Dans ce cas, la France devrait également engager les principaux gouvernements européens à envoyer des commissaires sur les lieux pour être témoins des expériences dont il s'agit, et en constater les résultats; car, dans une matière aussi grave, tout doit se passer de la manière la plus authentique, pour qu'il ne puisse pas même rester l'ombre de doute dans les esprits les plus circonspects ou les plus craintifs.

Il est, du reste, bien entendu que les expériences que je propose devront être faites lors de l'influence épidémique, et par conséquent non en Egypte et dans l'Orient, comme le veut M. Bulard; car, en pareil cas, il faut procéder de manière à avoir des résultats bien nets, bien tranchés, à l'abri de toute équivoque et de toute contestation.

Au surplus, je le répète, l'opinion publique est aujourd'hui beaucoup plus favorable à ces sortes d'investigations qu'elle ne l'était il y a dix ans, lorsque j'adressai ma dernière pétition à la Chambre des députés; depuis lors, les questions sanitaires ont fait des progrès, non-seulement en France, mais aussi en pays étrangers, et de grandes réformes ont été opérées, particulièrement par le gouvernement autrichien, qu'on ne saurait accuser de procéder avec légèreté dans aucun cas, et surtout lorsqu'il s'agit de matières graves. D'un autre côté, le passage du choléra-morbus en Espagne et en Italie a modifié à un très-haut degré, dans ces pays, les idées touchant la transmission de certaines maladies, et la prétendue efficacité des mesures sanitaires. La manière dont le fléau s'est joué de tous les efforts humains a prouvé que ces mesures sont loin de posséder toute la puissance d'action qu'on leur attribue.

Enfin, espérons que les gouvernements européens profiteront de ces heureuses circonstances pour enrichir la science d'une importante vérité, et que la France s'empressera de prendre l'initiative dans une affaire d'un si haut intérêt, et d'atténuer ainsi le tort qu'elle a eu de se laisser devancer jusqu'ici en pareilles matières. Elle trouvera aujourd'hui dans l'opinion publique un appui qu'elle n'y aurait pas rencontré il y a dix ans, parce que la vérité a fait des progrès dans ce laps de temps.

D'ailleurs, la facilité avec laquelle les provenances du Levant ont été admises, depuis 1825 jusqu'à ce jour, dans les ports de la Grande-Bretagne, de la Hollande et de la Belgique, est de nature à donner de la sécurité même aux hommes les plus timorés : une expérience de dix-huit années consécutives sans aucun résultat fâcheux, malgré les ravages que la peste a faits dans le Levant, mérite d'être prise en haute considération.

D'un autre côté, les trois cas de peste qui, en juillet 1837, se montrèrent à bord du bateau à vapeur français le *Léonidas* à son arrivée à Marseille, venant de Constantinople, ne militent certes pas non plus en faveur de la prétendue contagion de cette maladie. Il ne se manifesta aucun signe de transmission ni à bord du *Léonidas*, qui avait quarante-sept hommes d'équipage et dix-huit passagers, ni dans le lazaret, où Jurion et Touzet furent reçus et traités, et où les cadavres des trois pestiférés furent ouverts. Il est bon de dire que Dambios, le premier malade, mourut à bord du *Léonidas*, où il avait été soigné par le chirurgien de ce bâtiment sans aucune précaution, vu qu'on ne reconnut point la maladie, et que le cadavre fut transporté au lazaret et ouvert sous les yeux de MM. les médecins de l'intendance de santé, sans qu'on soupçonnât le moins du monde qu'on avait affaire à un cas de peste. Jurion passa également sur le *Léonidas* les quatre premiers jours de sa maladie, et il fut aussi soigné sans précaution.

Ces faits, qui sont admis par l'intendance sanitaire elle-même, sont de nature à rassurer les Chambres et le gouvernement contre le prétendu danger des réformes que je propose, et font espérer « que l'on pourra prouver que le monde a été jusqu'ici dans l'erreur touchant les causes et l'origine de la peste »; événement que M. le général Maitland regardait avec raison, il y a vingt-quatre ans, comme devant être des plus heureux, et qui aurait aujourd'hui un bien plus haut intérêt; car maintenant le commerce souffre non-seulement des quarantaines des chrétiens, mais encore de celles des musulmans. Autrefois, un bâtiment qui se rendait dans le Levant en était quitte pour la quarantaine qu'il faisait à son retour, tandis qu'actuellement il peut être obligé d'en faire trois ou quatre dans le cours de son voyage, une à chaque relâche. Un pareil système est intolérable. Quel est le voyageur qui, à moins de puissantes raisons, se soumettra à des détentions aussi répétées, aussi vexatoires et aussi onéreuses ? Ce que la navigation à la vapeur a de favorable à la civilisation se trouve ainsi, en grande partie, détruit par l'effet des mesures sanitaires.

Enfin, jusqu'ici les musulmans donnaient religieusement à leurs pestiférés tous les soins que leur état exigeait; or, si l'on parvient à leur persuader que la peste est contagieuse, il est à craindre qu'ils ne se conduisent à leur égard avec le même égoïsme et la même barbarie que les Francs. « Aucun des Turcs, dit le docteur Olivier, ne paraît avoir de la répugnance à soigner les malades qui lui sont chers; il ne pourrait pas non plus se résoudre à les abandonner, ou les livrer, comme font les Européens dans la plupert des échelles, à des mercenaires que l'on accuse de hâter trop souvent la mort du malade, afin de jouir plus tôt de ses dépouilles.

« Les liaisons les plus étroites, les affections les plus tendres cèdent toujours, chez les Européens, à la frayeur qu'inspire cette cruelle maladie : le désir de sa propre conservation brise en un moment les liens du sang et étouffe les sentiments les plus vertueux. Aux premiers symptômes d'une maladie grave, l'homme soupçonné d'avoir la peste est sur-le-champ envoyé à l'hospice situé à l'extrémité de la rue de Péra, uniquement destiné au traitement de cette maladie [1]. »

Faire cesser un état de choses si contraire aux droits sacrés de l'humanité et de la morale, est digne de la France et des autres gouvernements européens. Il ne faut pour cela que faire résoudre le grand problème de la contagion de la peste, et démontrer que cette maladie est entièrement dépouillée du caractère transmissible qu'on lui attribue. Or, je pense que les éléments d'une pareille solution existent actuellement dans la science, et qu'il n'y a plus qu'à les mettre en œuvre. Quant à moi, je fais des vœux bien sincères pour qu'il en soit ainsi, et que nous voyions enfin disparaître un préjugé

[1] Voyage cité, tome I, page 244.

qui a été si funeste à l'humanité et qui a mis tant d'obstacles à la propagation des lumières, en restreignant à un très-haut degré les relations des peuples d'Occident avec ceux d'Orient. La navigation à la vapeur est un grand moyen de civilisation, mais il n'aura son plein effet que lorsque les entraves sanitaires seront tombées ; car les voyageurs redoutent les quarantaines par-dessus tout, et ils éviteront de s'y soumettre sans la plus impérieuse nécessité, surtout maintenant qu'il faut les faire chez les musulmans comme chez les chrétiens.

CONCLUSIONS.

1° Il est démontré, par les faits nombreux que la science possède, que la fièvre jaune n'est transmissible d'aucune manière : d'où il suit que les mesures établies dans le but de repousser sa prétendue contagion sont absolument en pure perte et doivent, par conséquent, être supprimées sans délai. D'ailleurs, telles qu'elles existent, ces mesures ne sauraient arrêter une maladie contagieuse, et elles sont, en outre, éludées avec la plus grande facilité par le débarquement des passagers en Angleterre. Enfin, par un bon règlement de police maritime, on préviendra presque toujours la formation d'un foyer d'infection à bord des navires.

2° Si l'expérience ne nous a rien appris sur le mode de propagation du choléra-morbus, elle nous a du moins convaincus que les mesures sanitaires actuellement en vigueur ne mettent point à l'abri de ce redoutable fléau, et que dès lors il est urgent de renoncer à ces moyens, en même temps illusoires et désastreux.

3° Bien que dans certaines circonstances le typhus devienne transmissible, au moyen d'une atmosphère contaminée par les émanations d'individus sains ou malades, nos mesures sanitaires ne lui sont point applicables. L'observation rigoureuse des règles de l'hygiène préviendra toujours le développement de cette affection, et en arrêtera les progrès lorsqu'elle se sera déjà manifestée. Propreté, ventilation et dissémination des malades, voilà les vrais moyens de se préserver du typhus, qu'on peut produire et arrêter à volonté.

4° Aucun fait bien constaté ne prouve que la lèpre, telle que je l'ai observée dans les régions équinoxiales du Nouveau-Monde, soit une maladie transmissible de l'individu qui en est atteint à un individu sain. Les mesures sanitaires relatives à cette affreuse maladie doivent, par conséquent, être supprimées comme inhumaines, barbares et complétement inutiles.

5° Bien que la question de la contagion de la peste ne soit pas encore résolue, il importe néanmoins à un haut degré de mettre nos mesures de précaution contre cette maladie en harmonie avec celles de l'Angleterre, de la Hollande et de la Belgique, pour faire cesser le plus tôt possible un état de choses extrêmement contraire à nos intérêts commerciaux, sans nul avantage pour la santé publique. L'expérience acquise par nos voisins du Nord prouve que la durée de nos quarantaines contre la peste peut être beaucoup réduite sans aucun danger, et nous devons procéder sans retard à cette réduction.

6° Comme nous ignorons si la peste est transmissible ou si elle ne l'est pas, il est urgent de rechercher sans délai, par tous les moyens possibles, quel est le mode de propagation de cette maladie. L'observation et l'expérimentation peuvent conduire à la solution de cet important problème. Le gouvernement devra, par conséquent, envoyer dans le Levant une commission médicale nombreuse, composée d'hommes éclairés, indépendants et consciencieux.

Il devra, en outre, faire faire des expériences avec les hardes des pestiférés, soit au lazaret de Marseille, soit sur quelque autre point du littoral de France, en prenant les précautions requises pour ne point compromettre la santé publique, et arriver à un résultat propre à éclairer la science. On peut, du reste, être certain que les sujets pour servir aux expériences ne manqueront point, et que beaucoup de médecins brigueront l'honneur de concourir de leur personne à cette œuvre toute philanthropique.

FIN.

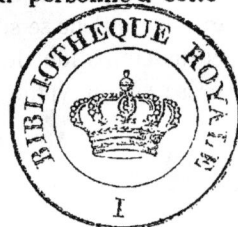

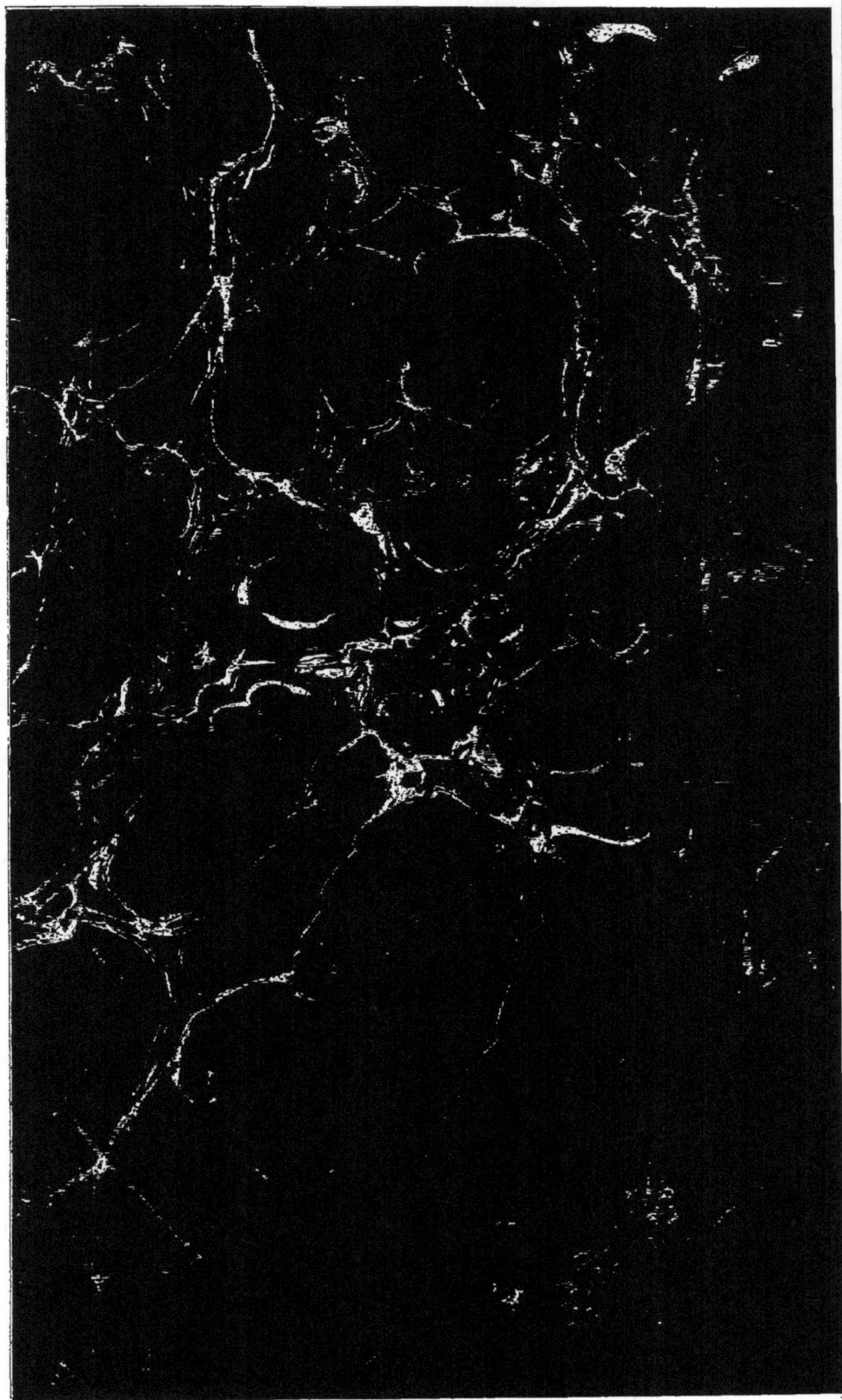

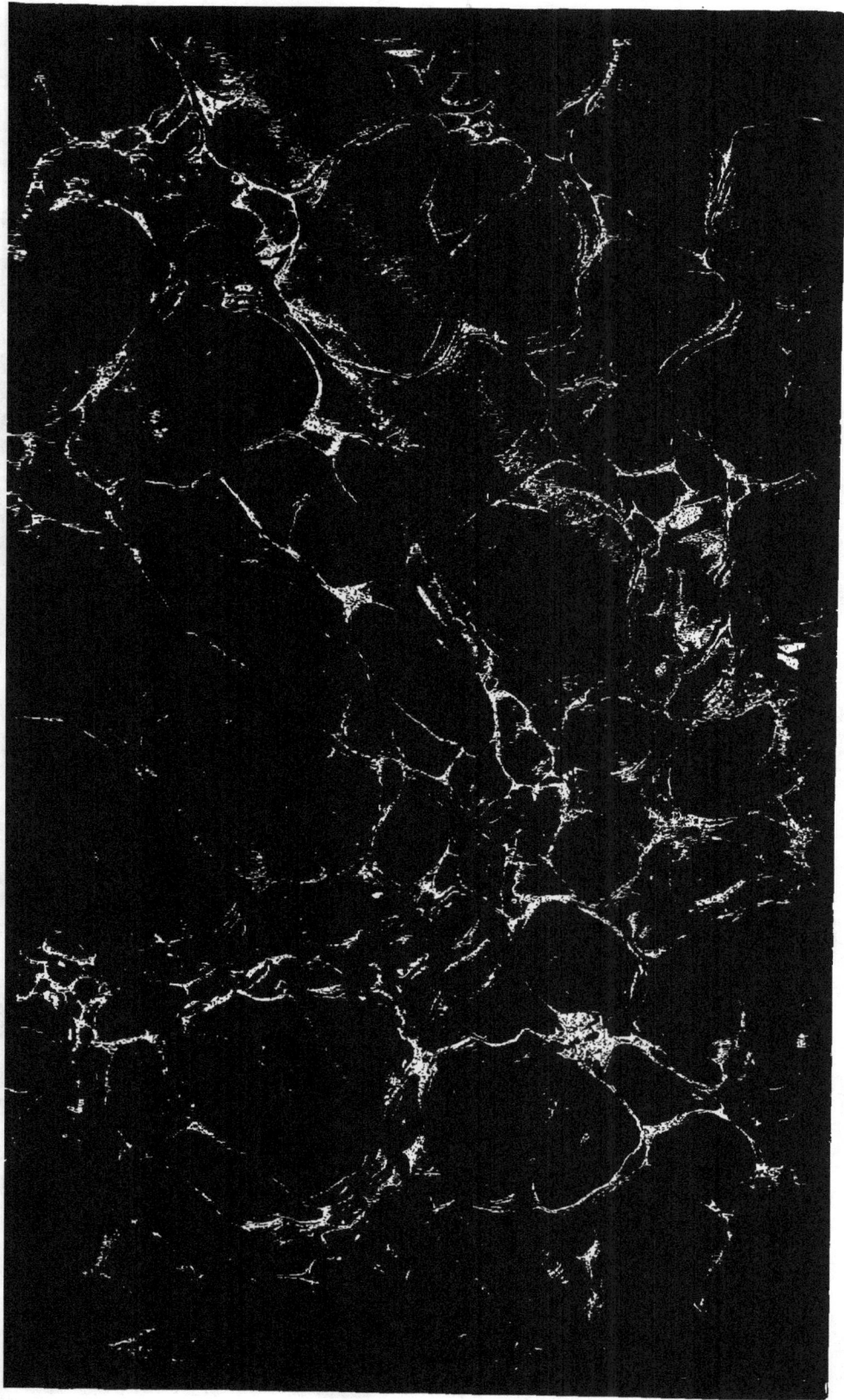

www.ingramcontent.com/pod-product-compliance
Lightning Source LLC
Chambersburg PA
CBHW031326210326
41519CB00048B/3371